金实

风湿免疫疾病证治经验荟萃

主　编　金　实　钱　先

副主编　纪　伟　陆　燕
　　　　何晓瑾　韩善夯

编　委　纪　伟　陆　燕
　　　　何晓瑾　时　洁
　　　　张旭泓　金　实
　　　　周丹平　钟灵毓
　　　　钱　先　钱祎灵
　　　　袁　芳　徐薇薇
　　　　董丹丹　韩善夯
　　　　蒋秋琴

人民卫生出版社

图书在版编目（CIP）数据

金实风湿免疫疾病证治经验荟萃 / 金实，钱先主编．—北京：人民卫生出版社，2014

ISBN 978-7-117-19671-0

Ⅰ.①金…　Ⅱ.①金…　②钱…　Ⅲ.①风湿性疾病－免疫性疾病－中医治疗法　Ⅳ.①R259.932.1

中国版本图书馆 CIP 数据核字（2014）第 195014 号

人卫社官网	**www.pmph.com**	**出版物查询，在线购书**
人卫医学网	**www.ipmph.com**	**医学考试辅导，医学数据库服务，医学教育资源，大众健康资讯**

金实风湿免疫疾病证治经验荟萃

主　　编：金　实　钱　先
出版发行：人民卫生出版社（中继线 010-59780011）
地　　址：北京市朝阳区潘家园南里 19 号
邮　　编：100021
E - mail：pmph @ pmph.com
购书热线：010-59787592　010-59787584　010-65264830
印　　刷：北京铭成印刷有限公司
经　　销：新华书店
开　　本：710 × 1000　1/16　　印张：10
字　　数：185 千字
版　　次：2014 年 9 月第 1 版　2016 年 11 月第 1 版第 2 次印刷
标准书号：ISBN 978-7-117-19671-0/R · 19672
定　　价：23.00 元
打击盗版举报电话：010-59787491　E-mail：WQ @ pmph.com
（凡属印装质量问题请与本社市场营销中心联系退换）

庆祝江苏省中医院成立六十周年

六旬华诞放霞光人才辈出杏林芳

中西并重业手术精诚创新更辉煌

徐景藩

周 序

一位名医就是一面旗帜，一位名医就能铸起一座丰碑。山不在高，有仙则名；水不在深，有龙则灵。医院不在大，有名医则名，故曰先有名医而后有名科、名院也。20世纪50年代，新中国成立不久，百废待兴，国家总理周恩来亲自委命姑苏名医叶橘泉出任江苏省中医院首任院长，开创国家兴办大型综合性中医院之先河，中医药界群情振奋，豪情万丈，一时引得江苏各地多少名医、大家纷纷来附，同心协力，旨在振兴中医大业矣。承淡安、邹云翔、张泽生、施和生、童葆麟、曹鸣高、马泽人、周筱斋、颜亦鲁、沙星垣、马云翔、邹良材、邱茂良、江育仁等一位位地方名医、大家，携家带口，义无反顾，纷至沓来。他们或来自吴门医派、孟河流域，或为世医之家、御医后代，或秉承家学、享誉一方。群英汇聚钟山脚下、扬子江畔，石婆婆庵8号开门悬壶济世，著书立说，开坛讲学，百花齐放，百家争鸣，开创了中医学术之新风，既为医院的发展奠定了深厚的学术根基，并为新中国各地开办中医医院摸索出了有效的经验与全新的模式，更为新中国的中医药学教育事业作出了积极的探索和不可磨灭的贡献。

"逝者如斯夫"，一个甲子春秋转眼过去了，历经几代人的艰苦努力，薪火传承，中医药学在这片沃土上已经枝繁叶茂，花香四溢，江苏省中医院已飞越嬗变为一所现代化的大型综合性中医院，享誉海内外。而这一切荣耀与辉煌，与我们后来诸多名医们继续高举"大医精诚"的旗帜指引作用密不可分，与诸多名医们的持之以恒地辛勤耕耘和传承创新密不可分。

师者，传道、授业、解惑也。我们的名医们在繁重的临床诊疗工作之余，仍然不忘中医学术经验的传承与创新，且不遗余力，毫无保留，因此我们才得以有机会在医院60周年庆典之际一次性地看到这部丛书，一部涵盖今日江苏省中医院里的27位名老中医的个人学术经验的丛书。他们中既有内科的名医，也有消化科、老年科、肛肠科、骨伤科、心内科、呼吸科、耳鼻喉科、妇科、生殖医学科、肾内科、肿瘤科、针灸康复科、血管外科、眼科、儿科、推拿科、风湿科、神经科的名医，因此又是一部集大成的现代中医临床各科学术经验总结的丛书。

"古为今用，根深则叶茂；西为中用，老干发新芽。知常达变，法外求法臻化境；学以致用，实践创新绽奇葩。"盛世修典，在现代医学迅猛发展的今天，中医药仍能以顽强的生命力屹立于世界医学之林，一方面是中医药自身蕴含着深刻的科学性，另一方面也得益于历代名家学者的学术经验总结与传承。我们在感恩于这些名医们诲人不倦“仁心”之时，更应悉心学习研究他们的“仁术”，让更多的患者早日享受他们的“仁术”，才是对他们最好的“感恩”与“回报”。历史的经验告诉我们，在继承的基础上创新，在创新的过程中勿忘继承，繁荣中医学术，积极开拓未来，不断提高疗效，丰富治疗手段，走自主创新之路，才能不断继续推动中医药事业向前发展，福泽天下苍生。

周仲瑛

午马年秋于金陵

朱　序

江苏省中医院是我省乃至全国中医院的典范和楷模，因为医院在筹建过程中，就十分重视人才的遴选，邀集了当时省内著名的中医大家，如邹云翔、叶橘泉、马泽人、张泽生、曹鸣高、马云翔、沙星垣、江育仁等名医专家（马、沙二位后因军区需要而调出），随后又有邱茂良、邹良材、许履和等名家的到来，可谓高贤毕至、群星灿辉，极一时之盛，学术气氛浓郁，仁者之风熏陶，患者慕名云集，青年医师纷来求教，声誉鹊起，名扬四海，充分显示了“纯中医”的优势、特色，令人赞不绝口。几代人秉承优良传统，坚持中医主体，保持“纯”的真谛，默默奉献，拯济群黎，培育新人，弘扬岐黄，振兴中医。这是江苏省中医院的优势特色，“纯”的味道。迄今还保持着，这是很了不起的。

当然，历史在前进，时代在发展，我们不能故步自封，因循守旧，应跟上新的形势。当前中医药工作是形势大好，一派欣欣向荣的景象，令人欣喜。但中医的传承和发展，有些浮躁，存在一些不足，例如“中医现代化研究”已成为风气，诊疗、科研、著书立说均套上许多新名词，片面的实验数据，看似新颖，却少实用，由于脱离中医原理、临床实际，收效不著。个人认为，中医的研究，必须确立自我主体，而不是削弱、消融自己的理论体系，更不是用现代医学来论证、解释或取代自己。近代著名学者蔡元培先生关于学术研究，曾有中肯的评述：“研究者也，非徒输入欧化，而必于欧化之中，为更进之发明；非徒保存国粹，而必以科学方法揭国粹之真相。”也就是要坚守中华传统文化的内涵，保持原有中医经典理论和临床应用特色，在这个基础上充分吸收和运用现代科学技术成果，以达到创新的目的。而无论是继承，还是创新，更重要的、最现实的是深入临床实际，所以匡调元教授曾经说过：“没有临床实践，就没有中医学，因为中医学不是从解剖室和实验管理分析出来的。”我完全赞同这个认识，“实践出真知”，这是真理。振兴中医，必须回归中医，以中医经典、中医基础理论为指导才是。我的老师章次公先生早在1929年提出：“发皇古义，融会新知”的主张，要在继承的基础上进行创新，基础是中医创新的源泉，任何创新都离不开基础，离不开历史条件与环境。老友顾植山教授曾指出：“将被淹没的传统文化进行发掘，就是创新；将被后人曲解了的中医药理论重新解读，修正现行错误模型，就是创新，而且是首要的、更重要的创新。”这是很正确的。这在江苏省中医院就得到明确的印证，如今拥有干祖望、周仲瑛、徐景藩、夏桂成、徐福松等专家教授、学术带头人近百名之多，值得我们学习和赞颂。

2014 年是江苏省中医院创建 60 周年的诞辰，医院发生了翻天覆地的变化，不仅由“螺蛳壳里做道场”（李国光院长语，意为房屋虽窄，人才众多）的环境，变为高楼耸立、雄伟壮观的大厦，而且人才辈出，科研成果丰硕，成为当代省级中医院的典范，为广大病员解除疾苦，为繁荣中医学术，作出卓越贡献，始终保留着“纯中医”的元素，“继承不泥古，创新不离宗”。这是一份十分珍贵的传统文化的精神财富，应该发扬光大。所以医院领导为了向 60 周年院庆献礼，就有策划《中医名家临证传真》系列丛书（共 27 册）的编写，与人民卫生出版社合作梓行。院里专家精心撰写，每册都传递着“纯中医”的元素，闪烁着继承创新的光芒，将是一份高雅珍贵的纪念礼品，值得大家珍藏和应用，为回归中医，弘扬岐黄作出新的更大贡献！愚有幸先睹为快，赞赏不已，乐而为之序。

九七叟朱良春谨志
甲午夏月

方 序

中医药是我国优秀传统文化瑰宝，是中国特色医药卫生事业的重要组成部分。千百年来，中医药为中华民族的繁衍昌盛作出了卓越贡献。

江苏自古人杰地灵，名医辈出，尤其明清以来，更是医家众多，问世医著影响极大，因而有了“江南医术最盛”之赞誉。回顾江苏省中医院建院60年的历程，名医云集，学术流派，继承创新，蜚声杏林。如首任院长、中国科学院学部委员叶橘泉先生；全国著名肾病学家、中央保健局特聘专家邹云翔先生；孟河四家之一、清末御医马培之之曾孙马泽人先生；孟河医派传人、脾胃病学家张泽生先生；吴门医派代表、六代中医世家、清代御医曹沧洲之嫡孙曹鸣高先生；中医眼科学家童葆麟先生；骨伤推拿学家施和生先生；肝病学家邹良材先生；中医外科学家许履和先生；针灸学家邱茂良先生；中医儿科学家江育仁先生等。现仍有中医耳鼻喉科学专家干祖望教授、中医内科学专家周仲瑛教授、中医脾胃病学专家徐景藩教授、中医妇科学专家夏桂成教授等近百位中医药学名家正忙碌在临床、教学、科研工作的一线，为患者解疾除厄，繁荣中医学术，促进学术流派发展。

名老中医的学术经验和技术专长，是他们几十年临证的心血凝聚，是理论和时间相结合的升华之物，其精辟之论、金石之言，弥足珍贵。为了能够将这些宝贵资料保存下来，传承下去，江苏省中医院组织编撰了《中医名家临证传真》系列丛书。丛书共载我院名中医27位，均为全国和省级著名中医药专家。这是一套汇集诸位名师学术思想、诊疗经验、医案精华的专著，有着极高的学术价值和应用价值，也是现代医史文献研究不可多得的珍贵资料。愿本套丛书的出版，能进一步传承岐黄薪火，弘扬中医学术；愿我院中医药事业更加兴旺发达，更好地造福于民。

方祝元

江苏省中医院

2014年7月

前　言

大江东去，逝者如斯，2014年江苏省中医院迎来了60年华诞，我院风湿免疫科也将迈入建科30年。我科从无到有，由弱到强，目前拥有博士生导师4名，硕士生导师3名，主任医师5名，已成为一支梯队组成合理，中西医结合，且突出中医特色的国家中医药管理局重点学科专业队伍。

风湿免疫病作为临床常见的疑难疾病，病死率和致残率都较高，目前常规治疗手段仍有一定局限。金实教授习医五十载余，长期从事医教科研工作，学验俱丰，在跟随金实教授长期的侍诊过程中，我们发现由于中医参与和特色方药的运用，风湿病的治疗效果得到提高，患者生活质量得到改善，中医治疗获得了患者和西医同道的首肯，患者人群日益扩大。正是这些显著的疗效和发自患者肺腑的赞誉，更加坚定了我们运用中医药的底气，增强了我们写作的信心。积沙成塔，汇涓成流，我们组织科室同仁围绕金实教授的学术思想和临床经验整理了《金实风湿免疫疾病证治经验荟萃》一书，本书特色鲜明，着力实用，重在启发，讨论了各疾病的临床难点、疑点，着重介绍了风湿免疫疾病的辨证治疗、用药心得、肾系疾病治疗经验、风湿病中有毒药物的使用经验和注意事项等，并配有丰富多彩的验方验案。

衷心感谢全体编写人员在繁忙的临床、教学、科研工作之余，倾力撰写本书。本书的编写工作也得到了人民卫生出版社编辑老师的精心指导，在此一并表示感谢。金实老师临床经验极为丰富，我们以管窥豹，未必得其全貌，加之水平有限，恐有疏漏，殷切希望读者和同道斧正！

钱　先

2014年8月1日

目　录

医家小传

金实，男，1943年5月23日生，南京中医药大学二级教授、博士生导师、南京中医药大学附属江苏省中医院主任医师，第五批全国老中医专家学术继承工作指导导师，江苏省名中医，享受国务院特殊津贴。历任江苏省重点学科中医内科学首席学科带头人，江苏省中医学会内科分会副主任委员、肝胆病专业委员会主任委员，国家自然科学基金评议专家，国家新药评审专家，澳大利亚中医药学会学术顾问。

潜心攻读十八载，名师教诲，打下扎实基础

1943年抗日战争烽火正浓，金实出生于西迁避难地贵州，其父金成生为著名画家、教育家，1937年画作即与张大千、徐悲鸿等同批入选第二届全国美术作品展览。金实1961年高中毕业，被录于南京中医学院医疗系学习。当时全校师生不足千人，学风淳厚，吴考槃、樊天徒、曹鸣高、曹钟龄、孟澍江、丁光迪、周仲瑛、徐景藩、陈亦人等大师名儒均参加一线教学，金实教授洗耳聆听，获益甚多。其时教学训练严格，四大经典除要求熟悉理解外，还印成小册，要求学生背诵主要段落达数万字。医古文精彩篇章、诊断脉学、中药本草、方剂汤头皆要求背诵，加之西医及外语课程繁多，而金实教授全部课程以90分以上优异成绩佼佼而出，连任班级学习委员并年年被评为优秀生、三好生，打下中西医学的扎实基础。

服务山区十二年，夯实功底

1967年大学毕业后，适逢"文化大革命"，金实教授被分配至四川省城口县人民医院工作，历任中医科负责人、门诊部负责人、住院部负责人。12年中，参加门诊病房、急诊会诊及巡回医疗工作，条件艰苦，工作繁重，在内外妇儿、针灸推拿各科得到全面锻炼，夯实了中西医学功底。

考取南京中医药大学首届研究生，大师亲传，受益终生

1979年南京中医学院第一届研究生班招考，全国400多人报考，仅录取20名。金实教授顺利被录入中医内科研究生班学习。中医肝病界素有"北关南邹"之谓，金实教授师从肝病泰斗邹良材，并获得邹云翔、曹鸣高、张泽生、傅宗翰、周仲瑛、徐景藩等名医教诲，大师风范，经验体会，临床秘得，点点滴滴，耳闻目染，融入心中；衷中参西，融会贯通，如春雨入泥，滋润浇灌。

留校从事医教研工作至今，弘扬岐黄

金实教授研究生毕业后留校，从事医教研工作至今，历任南京中医药大学中医内科教研室主任、南京中医药大学附属江苏省中医院大内科副主任、江苏省重点学科中医内科学首席学科带头人等职。

金实教授1982年留校工作至今期间，曾于1990年在解放军国际关系学院进修外语1年，以高级访问学者或客座教授、客座研究员身份出访多次：如1993年至1994年访日（为奈良医科大学、名古屋市立大学高级访问学者、客员研究员）；1999年至2012年访德（受德国爱兰根大学邀请进行临床合作科研），另外亦因会议出访澳大利亚、美国、韩国、日本等多个国家。访德临床协作期间，他治疗了一多发性硬化症瘫痪病人，使之能站立且能步行数公里；他还曾治愈久治不效的地区劳动局长的三叉神经痛，十余家德国报纸、电台、电视台媒体予以报道。

以临床为基础，教研并重，相互促进，硕果累累

金实教授在医、教、研方面均取得累累硕果。

他长期从事临床，在涉猎各科的基础上，潜心内科疑难杂症专科专病的研究，1984年创立江苏省中医院肝科专科门诊，现已发展成拥有数十张病床、具有中医特色的感染科。1989年与张梅润主任合作创立了风湿免疫科，现已发展成国家中医药管理局重点专科。金老虽已年逾七旬，至今仍坚持门诊及病房查房的临床工作。

在科研方面，他重视临床与科研的相互促进作用，曾主持和参与国家或省部级科研课题十余项，其中由他作为负责人（排名第一或第二）的有7项。获奖成果12项，如：江苏省科技进步奖二等奖1项（补肾化毒方药治疗系统性红斑狼疮的理论探讨与免疫调节机制研究，2003年，排名第一）；江苏省科技进步奖三等奖1项（消纤痛胶囊治疗肌炎的临床及实验研究，2006年，排名第二）；江苏省高等教育优秀成果二等奖（中医内科学课程的教学改革，2005年，排名一）。金实教授曾主编专著10部，如《病毒性肝炎中医诊治》（2001年，人民卫生出版社）、《中西医结合肺脏病学》（1997年，山西科学技术出版社）、《疑难杂症中医治疗研究》（2006年，人民卫生出版社）等。

在教学方面，金实教授注重教书育人工作，亲临教学一线，1996年到2005年任南京中医药大学中医内科教研室主任20年。上世纪80年代起至今，已指导国内外硕士研究生二十余人、博士研究生三十余人，授业带教学生数以千计，培养了大批中医药事业高级人才。金实教授曾担任全国高等中医院校研究生规划教材《中医内伤杂病临床研究》（2009年，人民卫生出版社）主编及新世纪全国高等中医院校规划教材《中医内科学》（2003年，中国中医药出版社，国家中医执业医师考试指定参考教材）第一副主编，为中医教育事业做出了突出贡献。

第一章　学术思想探析

金实教授1961年习医至今已五十余载，医术精湛，学验俱丰，擅长内科疑难杂症的治疗，在风湿免疫性疾病及肝胆、脾胃疾病方面建树尤多。我们跟随侍诊多年，通过学习研讨，试将金实教授的学术思想、经验特色探讨如下。

一、强调辨证结合辨病，重视从络论治

金实教授在风湿免疫疾病诊治方面的学术思想有两个特点：第一个特点是辨证结合辨病，提出一系列具有特色的学术观点，并取得良好的治疗效果。如对系统性红斑狼疮提出补肾化毒方法，取得国内领先的研究成果；对类风湿关节炎提出一个原则、六个治疗要点的辨证用药规律，为国内外同行称道；对纤维肌痛综合征提出宁心安神、蠲痹和络的治疗大法，并取得相应科研成果。第二个特点是重视从络论治。早在20世纪80年代，金老即指导研究生开展风湿免疫疾病从络论治的研究并逐步深化，突破"络"仅指血络的观点，提出络是气血津液运行的微小通道，亦是邪气壅积的路径，干燥综合征泪腺、唾液腺、腮腺等外分泌腺体的损害是属络病，滋阴润燥、通络布津是干燥综合征的治疗大法；类风湿关节炎滑膜炎、血管炎，血液、组织液、淋巴液炎症渗出肿胀，是气血津液径道痹塞，系属络病，当从络论治；胆汁性肝硬化是肝内微胆管损害为主的自身免疫性疾病，是胆络为患，提出利胆和络的诊治方法，并取得良好诊治效果。此外，他对其他风湿免疫疾病从络论治，治法方药亦多有创意。

二、善用经典，遵古不泥

金实教授师从邹良材先生，遍读经典，尽得心传，以治疗内科疑难杂症而闻名，认为《黄帝内经》为临床各科之理论基础；《伤寒论》、《金匮要略》则为临床证治之规范，示人以法，使之有章可循。为医者应勤求古训，博采众方，兼收并蓄，贴近临床。如类风湿关节炎治疗，金实教授提出一个原则，即"以辨证为主，结合辨病"，指出辨证施治是基础，并结合中医病的特点——风湿痹阻骨节肌肉经络，及西医病的特点——结缔组织自身免疫损害，提出了临床的六个治疗要点，即①风湿相搏，当先发汗；②病情活动，多用清法；③痹从络治，剔络和络；④疼痛剧烈，强力定痛；⑤根据部位，药物引经；⑥依据特点，审因论治。临床擅用桂芍知母汤、大乌头煎、黄芪桂枝五物汤等经方。

金老常以平常经方加减而见奇效。如患者张某，主诉身痛、低热4个月，

血沉升高(80mm/h),血红蛋白偏低(77g/L),红细胞 2.8×10^{12}/L。西医诊断为风湿性多肌痛,经西医激素治疗 1 年多效果不理想,发热无汗,身痛肿胀,生活不能自理,转求中医治疗。中医初按风湿热痹治疗,药用桂枝、生石膏、知母、忍冬藤等无效,继用温经散寒、祛风除湿法,以《金匮要略》乌头汤加减,症状亦无明显改善,遂来会诊。金实教授四诊合参,认为此证为寒热错杂,以风寒湿邪痹阻肌肉关节为主,郁热为次;另本证见肌肤肿胀,"当汗出而不汗出,身体疼重",且兼有发热,可归属为"溢饮",遂以仲景大青龙汤加减祛风除湿,兼以清热,十余剂后肌肤肿胀消失,疼痛减轻,继服数十剂,症状逐渐消失,血沉、血常规检查正常,以至痊愈。

金老虽临证擅用经方,却从不拘泥,而是继承古训,卓立创新。治疗自身免疫性肝炎时,金实教授认为此病属中医"癥积"、"黄疸"、"胁痛"、"郁证"范畴,病性属本虚标实,病机关键为肝络郁滞,并针对本病的病机特点,制定了"流气和络"之法。所谓"流气和络"法,是指祛除湿、热、毒、瘀等邪气,以流顺肝气,和畅肝络之法。金实教授认为机体的免疫功能失调往往非单纯局限于某个环节,应从多环节调整,免疫功能贵在平衡稳定,自身免疫性肝炎重在和,而不在补;用药应轻灵活泼,忌寒遏壅补。其法体现在疏、清、化、补四方面。"疏"即疏肝解郁,喜用小柴胡汤使肝木条达;"清"即指清热解毒、清肝泻火、清热凉血、清热燥湿,可用夏枯草、丹皮、焦山栀、垂盆草、连翘、蒲公英、黄芩之属;"化"即芳香化湿、活血化瘀,药用白蔻、藿香、石菖蒲等芳化湿浊,以莪术、姜黄、赤芍等平和之味活血化瘀;"补"指柔养肝阴,金实教授喜用芍药甘草汤,取芍药、甘草酸甘化阴,直入肝脏,补其虚而制其火,以南北沙参、天麦冬、生熟地等滋养肝肾之阴。如上海患者童某,男,58 岁,因肝功能波动 30 年,伴寐差、疲乏前来求治。其曾在上海多所医院医治,诊为自身免疫性肝病。查抗 SSA 阳性,SSB 阳性,IgG 升高,ALT 130U/L,AST 77U/L,γ-GT 43U/L。金实教授认为此证属肝经郁热,血络瘀滞,治以清肝流气,活血和络。药用姜黄、山栀、炒柴胡、黄芩、枳壳、垂盆草、鸡骨草、丹参、佛手片、茵陈等。服药三月余,症状明显好转。原方加减服用四月余后,诸症改善。复查:ALT 31U/L,AST 28U/L,γ-GT 16U/L,原方加减调理至今,病情稳定。

风湿免疫性疾病治疗上重视从络论治。金实教授认为络是气血津液之通道,也是邪气入侵的途径。类风湿关节炎是由邪气侵袭,以气血壅阻小关节为主;强直性脊柱炎是气血痹阻脊柱骨骼肌腱端为主;干燥综合征是外分泌腺气血津液通道痹塞,以阴虚络滞为主;系统性红斑狼疮、纤维肌痛综合征等亦都与络病相关。治络的方法,不能千篇一律,须分析同中之异、异中之同以及络病的合并症。病有标本,治有缓急,络病辨证时注意虚实寒热,气血阴阳,以"辛香通络"或"虫类缓攻"之法治络实证;辛润通络法治疗络虚证;辛温或温润通

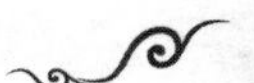

络法治疗络虚寒证；清润通络法治疗络虚热证。

三、审因别证，用药或轻灵活泼，或强猛剽悍

金实教授强调审证求因，根据疾病的证候特点，认为风湿免疫性疾病的病变无外乎风、寒、湿、热、痰、瘀、虚。重在掌握要点，辨证论治。其用药平常中见巧妙，随证用之轻灵，抑或剽悍。金实教授选药倡导轻灵活泼，少用过于刚燥、苦寒、滋腻、壅补之品。干燥综合征属中医学“燥证”范畴，病因及发病机制不明，目前无根治方法。金实教授根据其“阴津不足，肺不布津，脉络滞涩”的病机特点，予以“生津润燥、宣肺通络”之法，自拟润燥生津方，药用麦冬、南沙参、乌梅肉、紫菀、路路通、甘草等。如患者韩某，女，50岁，教师，因两目干涩、咽干3年余来诊，腮腺造影示：腮腺分支导管增粗，排空相上见导管内部分造影剂残留；实验室检查：抗SSA(+)，抗SSB(-)，血沉48mm/h。诊断为原发性干燥综合征。金实教授予上方加减治疗6月，口眼干燥症状明显缓解。实验室检查：角膜染色试验转阴，血沉降至24mm/h，后随访至今，病情稳定无反复。综观上方诸药，清虚而不腻，疏通而不燥，润泽而不滞，皆为平和之剂，却能以轻拨重，以巧御敌，正所谓“四两拨千斤”。金实教授亦常用强猛剽悍之品。风湿免疫性疾病多气血紊乱，邪实势沉，疼痛剧烈，多种药物亦难以控制。此时非剽悍不能灭暴寇，临床常选用雷公藤、川草乌、蜈蚣、全蝎、马钱子、青风藤等治“顽痹”的强效药物，以加强止痛效果，缓解病情。若久痛入络，必土鳖虫、穿山甲、蜂房、壁虎等虫类药达搜剔窜透祛邪之功，以搜剔经络中风湿痰瘀之邪，使浊去凝开，气血调和，经行络畅，深伏之邪得除。

金实教授治学严谨，善于创新，精勤不倦，积累了丰富的临床经验，创立多个治疗风湿病的行之有效的验方。如治疗系统性红斑狼疮的狼疮静颗粒，治疗干燥综合征的润燥生津颗粒，治疗强直性脊柱炎的强脊定痛汤，治疗纤维肌痛综合征的消纤痛方，治疗类风湿关节炎的痛痹方，治疗痛风性关节炎急性期的痛风方，治疗胆汁性肝硬化的利胆和络方等。另有治疗多种疑难杂病的经验方，诸如治疗慢性乙型病毒性肝炎的龙柴方，治疗萎缩性胃炎的萎胃方，治疗顽固性头痛的活血定痛方，治疗术后倾倒综合征的扶正治厥方、治疗湿热熏蒸汗出如水的石膏牡蛎散等，皆在长期的临床中获得良好疗效。

（何晓瑾）

第二章　医论医话

第一节　类风湿关节炎证治经验

类风湿关节炎（Rheumatoid Arthritis，RA）是一种病因不明的自身免疫性疾病，主要表现对称性、慢性、进行性多关节炎，关节滑膜的慢性炎症、增生，形成血管翳，侵犯关节软骨、软骨下骨、韧带和肌腱等，造成关节软骨、骨和关节囊破坏，最终导致关节畸形和功能丧失。

本病发病率很高，根据初步的调查报告，我国患病率约为 0.32%～0.36%。未及时诊治的患者 2 年致残率达 50%，寿命平均缩短 10～15 年。本病迄今为止，尚无特效疗法，在国内外仍属病因不明的难治之症。关于此病，金实教授指出，临床上有许多患者长期接受西医治疗但病情无明显缓解，主动要求中医治疗，甚至有患者放弃西医而转投中医，因此，中医对类风湿关节炎这个病一定要看，而且要认真探讨证治用药规律，提高治疗效果。

按类风湿关节炎的临床表现，一般认为统属于中医学“痹证”之范畴，但因其病情顽固、久延难愈，且疼痛遍历周身多个关节，有别于一般的痹证，是痹证中的特殊类型，又称为“顽痹”、“尪痹”、“鹤膝风”、“历节风”等。有关 RA 的病因病机、辨证分型、古方验方等相关资料报道浩如烟海，本文不再赘述。以下仅对类风湿关节炎中医证治用药规律进行探讨。根据金实教授习医五十余载的体会，类风湿关节炎辨证用药规律可归纳为一个原则，六个要点。

一、一个原则：以辨证为主结合辨病

（一）辨证论治

辨证论治是中医的基本法则，是中医治疗的精髓。从无一方包治百病，一病只限一方之说，RA 的辨证大多书籍教材分为风寒湿痹、风湿热痹、痰瘀痹阻、正气亏虚（肝肾气血亏虚）几个证型。依据金实教授临床 30 年数千例病案资料分析，就诊患者大多都有肌肉关节肿痛酸麻表现，风湿大多未能清除，单纯的痰瘀痹阻或气血亏虚证而就诊的患者极少。故金实教授认为将痰瘀痹阻证改为风湿痰瘀证，将正气亏虚改为正虚邪恋证更为符合临床实际。此外，急性 RA 患者常呈病情活动性，寒热错杂是临床最为常见的证型。辨别证型的目的是为了指导治疗，金实教授认为符合临床辨治规律的常见证型有五：

1. 风寒湿证　治法：祛风除湿、蠲痹散寒。代表方剂：薏苡仁汤、乌头汤加减。

2. 风湿热证　治法：祛风除湿、蠲痹清热。代表方剂：白虎桂枝汤、四妙丸、犀角地黄汤加减。

3. 寒热错杂证　治法：祛风除湿、寒热并用。代表方剂：桂芍知母汤加减。

4. 正虚邪恋证　治法：扶正补虚蠲痹。代表方剂：独活寄生汤、黄芪桂枝五物汤加减。

5. 风湿痰瘀证　治法：祛风除湿、化痰剔络。代表方剂：痹痛方（经验方）、桃红四物汤、导痰汤加减。

（二）辨病治疗

中医辨病治疗古已有之，如肺痨抗痨、疟疾截疟、瘟疫解毒者均是。RA 中医辨病的特点为风湿痹络，因此 RA 的治疗，祛风除湿通络为基本治法。金实教授自拟经验方痹痛方（防风、白芷、威灵仙、蜈蚣、甘草）为基础方剂，加减：内外皆寒合麻附细辛汤；沉寒痼冷合大乌头煎；热象重则合犀角地黄汤、白虎加桂枝汤；寒热错杂合桂芍知母汤；肝肾气血亏虚合黄芪桂枝五物汤、独活寄生汤；痰瘀痹阻合桃红四物汤、导痰汤等，适当配合藤类药、虫类药以加强蠲痹通络。

西医认为 RA 是结缔组织和自身免疫损害，基本病理为滑膜炎。金实教授认为，在治疗中可适当配合雷公藤、青风藤、白芍、知母、生石膏、黄柏等调节免疫、抑制病情的有效药物。

二、六个治疗要点

（一）风湿相搏，当先发汗

《金匮要略·痉湿暍病脉证治》曰："风湿相搏，一身尽疼痛，法当汗出而解"，"若治风湿者，发其汗，但微微似欲出汗者，风湿俱去也"。其功效在于发汗解肌，因势利导，微微汗出，风湿俱去，疼痛减轻。轻者常用羌活、独活、荆芥、防风等，重者非麻黄、桂枝、细辛莫属。

体会：①发汗解肌方药适用于 RA 初起，或气候骤变，肿痛骤然加重者，可持续使用一两周，甚至一两个月。RA 病人往往很少出汗，而出汗后疼痛明显减轻，但应微微汗出，不宜大汗；②祛风除湿可贯穿使用于 RA 全过程，解肌发表但不一定取汗；③麻黄辛温发汗，除湿止痛效果很好，但有升高血压、加快心率、容易兴奋等副作用，血压高、心率快、夜晚容易兴奋失眠的患者慎用。常用量 5 ~ 12g，汗多者不宜。

（二）病情活动，多用清法

病情活动时多用清法，具有清热祛邪，抑制病势，缓解病情的作用。具体而言:①风湿热痹当清。急性活动常见关节红肿热痛,身热烦渴,苔黄舌红脉数,辨证属风湿热痹,当用清法;②肿痛急剧加重,ESR、CRP 明显上升,只要无明显寒象,即可作热证处理,亦当清热。常用药物有知母、生石膏、忍冬藤、丹皮、赤芍、黄柏、水牛角、鬼箭羽、黄芩、山栀、桑枝等。

体会:①病势急重,邪气壅盛常易郁而化热,因此在病情活动期金实教授大多在辨证中加入清热药物,临证中不少患者病情活动难以控制,加入石膏、知母、黄柏、山栀等清热药后,病情往往得以缓解;②生石膏、知母、山栀等易致胃痛腹泻,脾胃虚寒者当选连翘、忍冬藤等苦寒不甚的药物,并适当健脾护胃;③急性活动期既有关节冷痛,受寒痛增、得温则减等寒象,又兼有发热烦渴,苔黄,ESR、CRP 明显升高等寒热错杂表现时,应温清并用。本法临床常用,具有减轻症状,控制病情,祛寒止痛,清热消肿功效。

(三)痹从络治,剔络和络

经络是气血津液运行的通道,也是邪气侵袭人体的途径。络脉有广义与狭义之分,广义的络脉泛指人体整个经络系统,狭义的络脉是指由十五络分出的网络,全身的细微气血津液运行通道。RA 以小关节病变为主,滑膜炎为基本病理改变,血管翳、骨破坏、关节强直畸形,病情迁延反复,以上病变特点均与络病有关。叶天士认为"久病入络","久痛入络",剔络和络为 RA 基本治则。金实教授认为临床剔络和络药物大致分为五类。

1. 虫类剔络　适用于久痹、顽痹之邪气痹阻、络脉瘀滞、疼痛较甚者。常用药有全蝎、蜈蚣、地龙、乌梢蛇、白花蛇、地鳖虫、穿山甲、水蛭、僵蚕、蛴螬、蜣螂、蜂房、狗骨、鹿角片、鹿角胶、晚蚕砂、蚂蚁、壁虎等。

体会:①《本草纲目》52 卷,记载动物药 243 种,其中有关祛风除湿,活血通络,治痹定痛药物 45 味。《中华本草》记载祛风湿,治痹痛的动物药一百余种,但珍稀保护动物,价格昂贵、药源稀少动物和羊肉、狗肉等食疗动物药,一般不在临床使用范围;②上述药物寒热温凉、消补特点不一,宜辨证选用;③合理配伍,协同增效,切忌堆砌组方;④审察利弊,减少毒副作用。

2. 化瘀通络　血络痹阻,不通则痛。当化瘀通络,常用桃仁、红花、全当归、川芎、莪术、三棱、鬼箭羽、路路通、虎杖及地鳖虫、全蝎、水蛭等虫类药。

体会:金实教授认为 RA 病期与瘀血表现相关。初期多为瘀滞,以血流滞涩、麻木疼痛为主,药物常用全当归、川芎、赤芍、丹参、虎杖、路路通等;中期多为瘀积,以瘀血壅积皮色黯黑,肢冷麻木,刺痛加重,肢端动脉痉挛等表现为主,药物常用桃仁、红花、鬼箭羽、玄胡、归尾;晚期多为瘀结,以瘀血凝结,关节僵硬畸形,不能屈伸,刺痛剧烈表现为主,药物常用地鳖虫、全蝎、水蛭、广地龙、炮山甲等。

3. 化痰开络　痰湿为 RA 的主要病理因素之一。去湿化痰通络为 RA 的重要治疗方法，药物常用：南星、白芥子、半夏、茯苓、苍术、白附子、陈皮、枳壳、竹茹、石菖蒲、僵蚕、地龙、全蝎、蚕砂等。

体会：RA 初期多为痰湿，关节酸胀肿痛，呈漫肿，边际不清，治以利湿化痰，药用白术、薏苡仁、茯苓、泽泻、防己、通草等；中期多为痰浊，关节肿胀局限，或皮下结节，药用半夏、陈皮、白芥子、白附子、苍术、贝母等；晚期老痰顽痰，且多痰瘀交结，关节肿胀畸形，麻木或刺痛，皮下结节较硬，药用僵蚕、地龙、全蝎、蚕砂、石菖蒲等。

4. 藤类入络　藤类缠绕蔓延，无所不至。《本草便读》："凡藤类之属，皆可通经入络"。金实教授常用鸡血藤、忍冬藤、大血藤、络石藤、海风藤、青风藤、雷公藤等药物，但因各具特点，宜选择使用。

体会：①藤类药有寒热补泻之分，各种藤类药又各具作用特点，应选择性地使用；②要注意部分藤类药的毒副作用（因本书另有相关章节论述，此处从略）。

5. 养血和络　血虚不能充润流畅，则络脉涩滞痹阻，临床表现为面色无华，肢软乏力，肢体关节隐痛麻木。常用养血和络药，如当归、地黄、鸡血藤、川芎、丹参、阿胶、龟板胶等。

体会：①《医学心悟·卷三·痹》谓：痹者"散风为主，而以除寒祛湿佐之，大抵参以补血之剂，所谓治风先治血，血行风自灭也。"近代一般认为"治风先治血"分为补血和活血两个方面；②对类风湿关节炎而言，金实教授特别强调治血强于补肾，地、芍、归、芎等治血药物不但有补血活血强体作用，而且具有明显的缓解疼痛、抑制免疫反应的作用。

（四）疼痛剧烈，强力定痛

金实教授认为疼痛强烈时，应强力定痛，常用川草乌、穿山甲、徐长卿、马钱子、细辛、芍药、玄胡及全蝎、蜈蚣等虫类药。

体会：上药各具特点，多有毒副作用，应注意用法用量。制川草乌常用 5～15g，使用宜慎（本书另有相关章节论述）。马钱子注意炮制，多作丸、散，常用 0.3～1g，过量可致抽搐、惊厥、昏迷，谨慎使用。下述几种药物毒副作用较小，短期且饭后服用，大多无明显不良反应。煎剂常用量：徐长卿 14～30g，炮山甲 10～20g，细辛 3～6g，白芍 30～60g，玄胡 10～20g，全蝎 3～10g，蜈蚣 2～5g。研粉吞服剂量宜减。

（五）根据病位，药物引经

金实教授认为可以根据病位进行药物引经，如：病位在上肢，常用桂枝、羌活、姜黄；在下肢，可用独活、牛膝、木瓜；在颈项，葛根、伸筋草、桂枝常用；在腰部则常用桑寄生、续断、杜仲；在小关节，土贝母、猫眼草、威灵仙效果较好。

（六）根据症状特点，审因论治

金实教授重视对 RA 各病邪的针对性治疗，如：风邪甚，见关节疼痛，游走不定，或有寒热表证者，药用荆芥、防风、白芷、藁本、秦艽、海风藤、寻骨风等药；寒邪甚，见关节冷痛，得温痛减，筋脉拘急，药用桂枝、麻黄、细辛、生姜、附子、川草乌、干姜等；湿邪甚，见关节酸楚沉重，肢体漫肿，药用羌活、独活、威灵仙、苍术、薏苡仁、晚蚕砂、防己、木瓜等；热邪甚，见关节灼热疼痛，肌肤色红，或有身热烦渴，药用知母、黄柏、黄芩、山栀、生石膏、忍冬藤、生地黄、丹皮、水牛角片、赤芍等；痰邪甚，见肢体肿胀局限，麻木重着，皮下结节，药用南星、白芥子、半夏、僵蚕等；瘀血甚，见关节刺痛，僵硬强直畸形，皮肤瘀斑，药用桃仁、红花、全当归、鬼箭羽、虎杖、地鳖虫、牛膝等。

案例：范某，男，53岁，江西南昌人。2005年5月16日初诊，手指、手掌关节肿痛僵硬3年余。患者有类风湿关节炎、痛风、慢性丙型肝炎3年余，使用干扰素抗病毒后HCV-RNA转阴，肝功能复常，但用抗风湿药后肝功能异常。2004年7月3日检查结果，ALT 97u/L，AST 117u/L；血常规：白细胞2.7×10^9/L。无奈之下停用一切中西医抗风湿药物，但关节僵硬明显，严重影响工作与生活，对家人及医生诉说有轻生念头。就诊时：两肩、膝、左腕关节疼痛，多个手指关节肿痛，晨僵至下午，烦躁不安，天气阴冷及季节变化时症状益甚，苔薄白，舌黯红，脉细弦。检查：RF 1280u/L，ESR 64mm/h，停用药物后肝功大致正常，ALT 28u/L，AST 30u/L，TB 17μmol/L，DB 2.9μmol/L，A/G 42.3/43.6，血尿酸621μmol/L。辨证为：风寒湿邪痹阻，寒热错杂。予痹痛方合桂枝芍药知母汤加减。

方药：防风15g　白芷12g　威灵仙20g　蜈蚣3条　全当归10g　青风藤30g　川牛膝10g　桂枝10g　白芍30g　知母10g　生石膏20g　全蝎6g　徐长卿30g　甘草5g

治疗3周，肩、肘、腕、指等关节疼痛已明显减轻，ESR及RF亦逐步下降。前方加减治疗1年后，2006年5月15日复查ESR＜20mm/h，RF正常2次，肝功能全部正常，A/G 47.0/38.5，血尿酸下降为430μmol/L。间断服药，巩固6年未发。2013年5月又有关节肌肉疼痛发作，血液检查异常，原方加减治疗4个月诸恙悉平。目前尚在观察中，复查肝功能、ESR、CRP、血尿酸均已正常。

按：该案例有三个特点：一是数据资料完整。该患者由本院医师介绍而来，有完备的个人信息资料，完整的既往史及我院的诊治记录。二为确切的中医疗效。先前中西医药物治疗数年未能控制，我院诊治纯用中草药治疗，未用任何西药，症状、体征、化验检查均取得满意的效果，追踪数年病情稳定并逐渐停药。2013年病情反复后再用前法治疗，又迅速缓解，至今仍在观察中。三为此案较全面地体现了本文介绍的一个原则（辨证为基础结合辨病）及六个治疗要点，治疗药物由祛风蠲痹通络的基本方（金实教授经验方）加减，温清并用，虫类剔络，养血和络，间断使用川草乌、玄胡、徐长卿等强力定痛，配合大剂青风

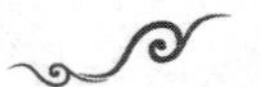

藤、白芍等调节免疫、降低血沉。选用本案诠释前文所述观点,以备参考。

(金 实 张旭泓)

第二节 系统性红斑狼疮证治经验

系统性红斑狼疮(systemic lupus erythematosus,SLE)是具有代表性的多脏器多系统损害并伴多种免疫学异常的自身免疫性疾病,可累及皮肤、黏膜、血管、关节、心、肾、血液、淋巴等全身组织和器官。系统性红斑狼疮病名在中医古籍并无记载,根据其病程的长短、受邪脏腑部位、病情演变过程及临床表现不同可归属于不同的范畴。SLE 表现发热、皮肤红斑、关节痛、雷诺现象等症状时,多以"蝴蝶斑"、"阴阳毒"、"痹证"、"脉痹"来命名;如出现脏腑受损表现,则应根据脏腑受损后的主证不同,分别给予相应的病名诊断,如心脏受邪出现心悸、气短、乏力等主要症状时,可命名为"心悸";肺脏受邪以咳喘为主要表现,命名为"喘证"或"咳嗽";肝脏受邪以胁痛为主证时,命名为"胁痛";肾脏受邪时出现全身浮肿,则命名为"水肿";以抽搐、痉挛为主证时,命名为"痉证";吐血发斑明显者则归属"血证";病久晚期,出现五脏受损、气血阴阳俱不足者,可归属于"虚劳"、"虚损"的范畴。

一、病因病机

本病中医病因病机主要分为先天禀赋不足、外邪热毒致病、内伤、瘀血等方面。SLE 的病因病机归纳起来主要有外感致病说、内伤致病说及内外合邪说三种认识。其一,外感致病说:不少学者根据 SLE 患者日光曝晒后诱发或加重皮肤红斑,天气变化加重关节病变等现象,认为本病系外感风、寒、湿、热(火)邪,外则伤肤损络,内则累及脏腑气血;其二,内伤致病说:有先天禀赋不足发病、七情致病、劳倦加重病情等不同观点;其三,内外合邪致病说:SLE 病变累及多系统、多脏器,患者临床表现繁杂多变,单纯用外感或内伤致病说难以整体把握 SLE 病因病机,而内外合邪致病说较能反映该病的病理机制和病理过程。

金实教授总结多年经验,认为本病属本虚标实之证,正虚以肾阴亏虚为主,邪毒以热(火)毒、瘀毒为主,肾虚瘀毒是本病病因病机关键之所在。

(一)肾虚阴亏乃发病之本

本病发病虽有因六淫外感,七情内伤所引,或为饮食失节,劳欲过度所诱,然诸多原因必本于正气虚惫,肾元不足。《灵枢·百病始生》云:"风雨寒热不得虚,邪不能独伤人,卒然逢疾风暴雨而不病者,盖无虚。故邪不能独伤人。"所谓"正气存内,邪不可干",禀赋不足、肾虚阴亏是SLE发病的内在因素,起决定性作用。

现代医学认为本病病因与遗传因素有关,而从中医角度考虑,实为先天禀赋不足。先天之精是构成人体的基本物质,又是人体各种功能活动的物质基础。"肾藏精",肾藏本脏之精是先天的基础,其禀受于父母,充实于后天,又影响下一代。《素问·阴阳应象大论》曰:"夫精者,身之本也。"SLE患者先天禀赋不足,精血亏损,脏腑阴阳失调,疾病由此而生。

若后天失调,劳伤肾气,房室损精,情志太过,久病及肾;或药物损正,亦可致肾虚;房劳过度,肾精流失,而致肾虚阴亏。《灵枢·邪气脏腑病形》云:"入房过度则伤肾。"房事不节,使相火偏旺而伤阴;情志太过,使邪火妄动,损耗其阴,亦可导致肾虚阴亏;恐为肾志,"恐则气下","先伤其气者,气伤必及于精",可见情志及神志活动太过,久之可致肾虚阴亏;又本病好发于青年女性,女子体阴而用阳,阴常不足,阳常有余,加之经带胎产,极易暗耗真阴,水易亏,火易旺,加之外邪乘虚而入,"邪入阴则痹"。痹阻先在阳分,久病伤阴,亦可致肾阴亏虚。妇女以血为本,产后失血,百脉空虚,气血两虚,肾水枯耗,肾火妄动,壮热骤起,导致SLE的发生。

肾为水火之宅,一身阴阳之根本,肾虚不足,百病由是而生。从该病累及诸多脏器的病理特点来看,亦无不责之于肾。现代医学研究发现,SLE起病后5年内几乎所有患者均有不同程度肾小球异常,导致狼疮性肾炎者高达40%~75%。从中医角度来看亦大多与损正伤肾有关。《景岳全书·虚损》曾云:"虚邪之至,害必归肾;五脏之伤,穷必归肾"。SLE除肾损外,亦尚常见心、肺、胸膜、肝及皮肤、肌肉、血管、关节受损的病理表现。诚可见,肾之阴虚为其病本,元阴衰惫,五脏失和;五脏之伤,又穷必归肾,如此反复之恶性循环,使病情复杂,病入至深。故金实教授认为,本病是由于肾虚阴亏而伤及五脏六腑,酿生百患。

(二)瘀毒内蕴为致病之标

观之临床,SLE常见诸多毒瘀标实之象,金实教授认为,由于本病本于肾虚,六淫疫毒常乘虚入侵,日久又见痰瘀血滞,故实为本虚标实之证。所谓毒者,皆外感六淫、内生五邪、痰饮、瘀血者所化。《金匮要略·心典》云:"毒,邪气蕴结不解之谓。"毒邪具有从化性,即以体质为根据发生性质变化,毒从阳化,则为阳毒;毒从阴化,则为阴毒。病程中风寒可以化毒,或火热毒邪肆虐,或湿蕴生毒内壅,或痰阻血瘀变生毒邪。如寒热袭表,则见身热恶寒;风寒湿毒入里,阻滞经络,蚀于筋骨,湿蕴生痰,流注关节,则见关节肿胀、肌骨疼痛;风毒偏盛,则游走不定;寒毒入里,则痛甚不休;湿毒留滞,则重着不移;寒凝血滞,毒瘀内阻,则见紫斑舌瘀、肌肤甲错及雷诺氏征;湿浊内壅,毒邪浸淫,阻遏气机，则见肿胀、喘逆；火毒燔灼，则见高热大渴；热毒迫血妄行，则见皮肤红斑，甚则吐衄牙宣；毒陷心营，则见心悸胸闷，神昏谵语。上述毒瘀痹阻的标实之象，或多或少，或隐或现，或以为主，或以兼夹，故呈现本虚标实之复杂证候。

然毒邪致病的表现多具有火热性，邪变为毒，多从火化。热（火）之毒有内外之分，外受邪毒除直接感受者外，尚有外受内化而生毒的。如《诸病源候论·毒疮候》云："此由风气相传，变成热毒"。温病学中有六淫过甚可转化成毒及外邪内侵蕴久成毒的记载。如风寒侵袭，阻滞脉络，入里化热；湿邪为阴邪，如久羁不去，亦可郁而生热；烈日曝晒，湿热交阻，由皮肤侵入，导致血热内盛，面赤红斑；燥气伤津，终成火、热之毒，消烁阴液，外可蚀于筋骨肌肤，内可波及营血、脏腑。"内生毒邪"指由内透发之热毒，患者或平素嗜食辛辣刺激、海腥发物、燥热药毒之品，或长期情志内伤，或劳逸失度，脏腑功能紊乱、阴阳气血失调，造成偏盛成郁结不解，日久蕴热，内生热毒，内外合邪，燔灼营血，肆虐为患。

瘀血证贯穿于 SLE 病程的始终。外感六淫之邪，结于血分郁而化毒，《瘟疫论》曰："邪热久羁，无由以泄，血为热搏，留于经络，败为紫血。"热毒煎灼津液，血行滞涩而成瘀血；或热毒迫血妄行，离经之血而为瘀；或素体阴亏、房劳过度、产后失血等导致精血亏耗，血液不充，血行缓滞而为瘀；或七情内伤，脏腑气机失常，气滞而致血瘀；或饮食失调，生化乏源，气虚血亏，致血行不畅；或肥甘厚味，湿热痰浊内生，气血壅滞，导致血瘀。瘀血蓄积日久而蕴毒，邪毒能致瘀，邪毒附着瘀血则胶结成为瘀毒。

火（热）毒邪既可从外感受，又可由内而生；火热毒邪、情志失调、饮食不节、气血亏虚可致血瘀，终致瘀血、火热毒邪蕴于体内，瘀毒内蕴成为 SLE 致病之因。

（三）肾虚瘀毒为病机关键

本病虚（肾虚阴亏为主）、瘀（血络瘀滞）、毒（热、火毒为主）三者并存，且互为因果。肾虚阴亏，血虚络滞，则邪毒易于蕴结；热毒燔灼真阴，耗伤阴血，则肾虚阴亏更甚；邪毒火热传结于血分，血脉瘀滞则为瘀血，正所谓"热更不泄，搏血为瘀"。故虚、瘀、毒三者互为影响终成本虚标实，虚实夹杂之证，肾虚瘀毒则为病机关键。

二、辨证分型

目前本病临床辨证分型方案和标准不一，证型分类较弥散，导致各地治疗经验缺乏可比性。为了解当今 SLE 中医证型的构成、主次和辨证治疗概况，便于总结并制定相应的治疗大法，我们对 1995—2000 年公开报道的 1967 例 SLE 进行了临床证型分类的分析研究。其中，构成比居于前 4 位、超过 14% 的是热毒炽盛、肝肾阴虚、脾肾阳虚、阴虚内热型；低于前4型而超过3.5%以上的证型是其他证型、风湿热痹和气阴两虚型；低于3%的是气滞血瘀型和脾肾气虚型。可以看出SLE的一般证型为热毒炽盛、肝肾阴虚、脾肾阳虚、阴虚内热、风湿热痹、气阴两虚、气滞血瘀、脾肾气虚8种证型。其中热毒炽盛型居首，占23.13%。金实教授认为，热毒炽盛是SLE活动期最为常见的标象，临床常见高热、口渴、面红、关节红肿疼痛，甚则发斑、吐衄，严重者神昏谵语，这一系列症候群均为热毒炽盛所致。而肝肾阴虚型次居第二，占22.93%，与热毒炽盛型比较无统计学意义，我们考虑这一证型比值的升高与该病病本正虚及邪毒伤正的病理机制有关。不少学者认为，SLE以真阴不足肾虚为本，发病亦与先天禀赋有关。而由于该病本虚标实的病机特点，火热毒邪复又耗阴伤精，损肝伤肾，正所谓“虚邪之至，害必归肾，五脏所伤，穷必归肾”（明·张景岳《景乐全书·虚损》）。可以看出，热毒炽盛至肝肾阴伤的病理变化，使该型比率增高。至于脾肾阳虚型列居第三，占18.35%，与前两型亦无统计学上的差异。我们观察发现，大多病势较长的患者多处于脾肾阳虚型，该型患者，往往病程缠绵，迁延日久，可能由于邪盛正衰日趋严重，由阴及阳之故。而位居第四的阴虚内热型的出现，亦与热毒炽盛伤阴和肝肾阴虚的病理机制有关。现代医学研究发现，SLE患者90%以上有关节痛，但有明显关节炎的只占10%，这一论述似乎与风湿热痹型仅占4.98%的比例不相符合。我们认为，由于不少患者处于病的初期，尚未确诊，或以关节痛为主诉而视为其他风湿病就诊，使该型患者的就诊率减少，导致了该型构成比的相对减少。尽管如此，作为常见证型而排居第五的风湿热痹型证候，常贯穿在整个病程之中，亦常为SLE活动的标志之一。此外，由于上述诸多原因及病理变化，导致了部分患者气阴两伤，使气阴两虚型亦成为临床常见证型之一。

我们认为，上述六种常见证型，实际上反映了SLE的病理变化过程及其机理。由于本病病本正虚，肾阴不足，风热毒邪乘虚肆虐，又内陷伤正，由阴及阳，导致了心肝脾肺肾五脏六腑俱损、皮肉筋精骨五体受累的病理改变。这种本虚标实、复又伤正的恶性循环，导致多系统、多组织器官受损且形成了病情反复活动、病势缠绵的病症特点。

三、治则治法

金实教授强调SLE的病机关键是肾虚瘀毒，且贯穿于疾病过程的始终。对此，金实教授根据扶正祛邪总的治疗原则，创立“补肾化毒”治法，并以此法贯穿于治疗过程的始终。补肾以滋养肾之阴血为主，后期气阴两虚，阴损及阳，亦当兼顾。化毒为化解、排出热毒、瘀毒、湿毒。在补肾化毒的基础上，随证施法，配合清肺、健脾、柔肝、养心、逐饮等治法。补肾化毒之法使肾虚得复，瘀热

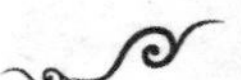

湿毒化解,临证中每每效验,控制了病情发展,提高了SLE病人的生活质量。

(一)肾虚瘀毒证症状学基础

SLE活动期的患者主要表现为:颜面蝶形红斑,腰膝酸痛,劳则加重,头目眩晕,脱发,身热起伏,面赤潮红,女子月经不调,经色紫黯,或经来腹痛,甚则闭经,反复口舌生疮,肌肤瘀点、瘀斑,以上多是肾虚阴亏,瘀毒内蕴的临床表现;舌质黯红或有瘀点,苔黄或腻,脉细数均是肾虚阴亏,瘀热毒邪内蕴之征象。

再者,SLE患者病程长,来中医院就诊的患者大多均长期应用免疫抑制剂,如环磷酰胺、硫唑嘌呤、雷公藤等,此类药物易引起女子闭经。长期应用肾上腺皮质激素的治疗,易导致人体下丘脑-垂体-肾上腺皮质轴(HPAA)失调,表现出面赤、多汗、心烦多梦、舌质红少苔、脉细数等一系列肾阴虚内热的症状,这是SLE患者肾虚偏重阴血亏虚者较多,偏重阳气亏虚者较少的重要原因。从以上看,临床上SLE活动期患者多以肾虚瘀毒的表现为主,故立补肾化毒法为其基本治法。

(二)补肾化毒法剖析

SLE是一种典型的自身免疫性疾病,据临床观察本病以育龄期女性多见,女性:男性为9:1。其发病与先天禀赋和个体素质密切相关。女子经带胎产,极易暗耗真阴,导致肾水亏乏,因此患本病者大多为肾阴亏虚之体,肾虚为SLE发病之基础。"肾主骨生髓","肾虚则髓空",肾与骨髓的造血功能相关,SLE患者多有红细胞、白细胞、血小板的减少,这与肾虚耗精有一定关系。经过补肾法治疗后,血细胞常有不同程度的改善。既往的研究证实:SLE患者有明显的肾上腺皮质功能下降,经过补肾法治疗后,随着肾虚症状的好转,肾上腺皮质功能亦明显改善。SLE患者存在多种免疫学异常,如T淋巴细胞功能调节紊乱,抗核抗体阳性等,经补肾法治疗后,病情稳定时,各项免疫指标有所改善,说明肾虚与免疫紊乱有关。

SLE好发于育龄期,妊娠与分娩期病情波动大,女性患者多伴有月经紊乱等,这些都暗示着性激素水平变化在SLE发生与发展中的潜在作用。新近研究表明,SLE存在内分泌-免疫调节网络紊乱,而性激素免疫调节环路在其中起重要作用,性激素水平变化与SLE的发生发展有密切关系[1]。

纵观SLE的发生发展,除先天禀赋不足,热毒之邪内伏之外,与长期大量服用糖皮质激素亦密切相关。SLE患者长期使用糖皮质激素引起的骨质疏松、血脂代谢异常已成为影响其生活质量的一个重要因素。糖皮质激素引起的骨质疏松发生率高达50%、高脂血症患病率56%[2]。在中医理论中骨质疏松属"骨痹"、"骨痿"范畴,血脂异常症则属"痰浊"、"血瘀"范畴。糖皮质激素类药物具有类似补肾温阳作用,临床长期使用后出现的副作用征象也多属阴虚阳亢，可使气血失和，脏腑筋骨失养，促进骨痹的发生；又可引发痰浊、血瘀、水湿。补肾化毒法可以标本兼治，从临床研究结果来看，解毒、祛瘀、益肾法既可治疗原发病，也可以对SLE患者长期服用糖皮质激素所引起的骨密度变化、血脂代谢异常有防治作用[3]。

SLE患者具有微循环障碍及血液流变学异常。有学者观察发现SLE患者甲皱及舌尖均有不同程度障碍，表现在微血管襻外形异常，微血管扩张，管壁张力较差，甚至有微血管出现，微血流障碍，血色黯红，微血管襻顶瘀血，襻内血细胞聚集，流速减慢，或瘀滞，襻周围渗出或出血。也有研究表明，SLE患者血液流变学指标中全血黏度、血浆黏度、血细胞比容、红细胞电泳时间及血沉均比正常人高，证实了SLE患者体内存在浓、黏、凝、聚的瘀血病理状态。尚有研究发现SLE患者血浆血栓素B2（TXB2）、血栓素B2/6-酮前列腺素Fia（T/K值）、血小板聚集异常升高，表明SLE患者存在瘀血病机[4]。此外，SLE患者循环免疫复合物（CIC）沉积于肾脏及皮肤部位的毛细血管和基底膜，损伤血管内皮细胞，引起血管炎；此外，血管内皮细胞损害，促使血小板和红细胞聚集、纤维蛋白沉积，形成血栓，造成微循环障碍而更有利于CIC沉积，这些是中医瘀血证的微观病理基础[5]。金实教授认为，这亦与中医的瘀生毒邪的病理机机制有关。

上述现代研究表明，SLE患者肾上腺皮质功能降低，存在免疫学紊乱、内分泌-免疫调节网络紊乱、微循环障碍及血液流变学异常，这些均与肾虚证及毒瘀证密切相关，进一步为补肾化毒法的确立提供了依据。

（三）SLE活动期临证辨治不可拘泥于补肾化毒一法

临床病例分析表明SLE患者临床表现多相互交织。金实教授认为慢性活动性SLE患者中医辨证多以肾虚阴亏，兼有瘀血、热毒的临床表现为主，我们称之为“肾虚瘀毒”型。然而由于SLE临床表现错综复杂，除肾虚瘀毒证型外，尚有毒热炽盛证、脾肾阳虚证、风湿热痹证等其他证型，应辨证施以祛风散寒、温补脾肾、化饮利水、凉血解毒等法，所以补肾化毒法不是治疗SLE活动期的唯一治法。金实教授治疗的75例活动性SLE患者，有65例（86.67%）属于肾虚瘀毒证型，中药组45例中，有40例（88.89%）属于肾虚瘀毒证型，5例（11.19%）属于其他证型，其中以关节痛为主的风湿热痹证2例，脾肾阳虚证2例，毒热炽盛证1例。可见，绝大多数慢性活动性SLE患者辨证属于肾虚瘀毒型。辨证论治是中医学之精髓，临证时抓住SLE活动期患者肾虚瘀毒这一基本病机演变规律，施以补肾化毒之法。

四、方药研究

金实教授创狼疮静颗粒，其基本药物为生地黄、熟地黄、菟丝子、白花蛇舌

草、青蒿、益母草等。金实教授喜用生地、熟地、菟丝子、山萸肉等补肾养阴；擅用白花蛇舌草、连翘、青蒿等清热凉血解毒；用益母草、鸡血藤等活血化瘀通络，组成补肾化毒中药的主方，并在此方的基础上审因论治，随证加减用药。

（一）临床研究

我们曾选择 75 例 SLE 患者，随机分为以中药狼疮静颗粒为主的中西医结合治疗组（中药组）45 例和西药治疗对照组（对照组）30 例，治疗 6 个月，观察中药狼疮静颗粒治疗活动性 SLE 的临床疗效，以及对 SLE 病情活动性积分、激素用量、环磷酰胺用量、激素撤减量、ESR、尿蛋白、肾功能、ANA、sIL-2R、TNF-α 等指标的影响，结果表明：治疗组 45 例中，临床痊愈 3 例（6.67%），显效 20 例（44.4%），有效 18 例（40%），无效 4 例（8.89%），总有效率 91.1%；对照组 30 例，临床痊愈 1 例（3.33%），显效 7 例（23.34%），有效 16 例（53.3%），无效 6 例（20.00%），总有效率 80.0%，两组比较差异有显著性（$P < 0.05$）。且治疗组可明显改善患者口干、腰膝酸软、脱发、疲乏等症状，利于激素的撤减。治疗期间的累计激素用量、环磷酰胺用量明显减少，平均每日激素撤减量明显大于对照组。中药狼疮静颗粒可降低血沉，升高血红蛋白，减少蛋白尿，改善肾功能，有助于稳定病情。治疗后 SLE 病情活动性积分明显下降，血清 sIL-2R、TNF-α 水平降低，1 年内病情复发率明显低于对照组。狼疮静颗粒还可缓解西药的副作用，使库欣综合征、感染、精神神经症状等并发症出现率明显下降[6]。

（二）实验研究

我们曾进行多种动物实验研究，如观察狼疮静颗粒对 NZB/W F1 小鼠肾脏组织细胞黏附分子 -1（CD54）表达的影响。实验选用先天发病的自发性狼疮模型 NZB/WF 1 小鼠，分别给予中、西药物灌胃治疗，采用免疫组织化学法观察肾脏组织 CD54 的表达，结果表明该药能有效抑制 NZB/WF 1 小鼠外周血淋巴细胞、单核细胞表面和肾组织细胞黏附分子 -1（ICAM-1）的高表达以及肾小球细胞数和血清 ICAM-1 的升高，并能降低尿蛋白，改善肾功能和增加免疫脏器指数[7]。

另一组动物实验研究证实狼疮静颗粒能降低 BXSB 狼疮小鼠血清抗 -dsDNA 抗体滴度；对小鼠腹腔的 Ia 抗原表达有下调作用；并能调节小鼠外周血 $CD4^{+}T$、$CD8^{+}T$ 细胞分布和 $CD4^{+}/CD8^{+}$ 比值，降低 $CD19^{+}B$ 细胞分布，抑制 BXSB 小鼠脾脏 $CD4^{+}T$、$CD19^{+}B$ 细胞凋亡，具有调节 T、B 淋巴细胞紊乱的作用；对小鼠肾脏组织形态学及免疫组化改变的观察发现，狼疮静颗粒能减少狼疮小鼠肾脏 IgG 荧光染色阳性肾小球数，显著降低荧光染色面积及荧光强度的等级评分[8]。实验结果揭示了该药对狼疮动物模型的部分免疫作用机制，该系列研究在国内外中医药治疗 SLE 领域处于先进水平，部分实验研究填补了中医药对 SLE 研究的空白，并荣获江苏省科技进步二等奖。

五、狼疮性肾炎

狼疮性肾炎(lupus nephritis,LN)是SLE累及肾脏的一种免疫复合物介导性肾炎,为我国常见的继发性肾脏病之一。临床表现有程度不等的蛋白尿、血尿或肾病综合征,少数患者甚至出现肾功能迅速减退。其病程迁延,病情活动与缓解相交替,肾脏活动性、慢性化病变无一定规律,可发展至终末期肾衰。其证候复杂多变,病机如前所述,肾虚与瘀毒是SLE发生的两个主要环节,由于素体肾阴亏虚,加之六淫邪毒结于血分瘀而化热,两热相传,久成瘀热毒邪。两者内外相合,互为因果,因虚致实,因实致虚,终致病变迁延不愈,反复发作。金实教授认为:SLE一旦累及肾脏,则湿热、瘀血将成为本病发展演变的关键因素,水湿、湿浊、瘀毒为病变进展之危象,而清热利湿解毒、护肾化瘀活血则是治疗大法。

(一)湿热、瘀血为病情演变之关键

肾虚瘀毒,邪郁不解,脏腑气化功能失常,则湿邪内蕴,热与湿合,便生湿热。湿热病理在LN病程中具有重要意义,它既是疾病的产物,又是导致病情进一步发展的新的因素。“热得湿而愈炽,湿得热而愈横”,从而决定了本病多缠绵难愈的特点。湿热不除,耗损正气,则病情愈难缓解。湿热壅滞三焦,表现各种证候。若壅滞上焦,则咳喘胸闷,易感外感;壅滞中焦,则倦怠乏力,脘痞纳呆;壅滞下焦,则面浮肢肿,尿少而黄,腰膝酸痛,尿血,尿浊。金实教授认为瘀血是贯穿于LN病程始终的病理因素,其形成有虚实两端。湿热阻滞气机而生瘀者,是因实致瘀;而气为血帅,气虚不足以推血,则血必有瘀;阴亏火亢,煎熬阴液,则因虚致瘀。临床上可见到面色晦黯,腰痛,肌肤瘀斑,肢体麻木,舌质紫黯或有瘀点、瘀斑等证候。

(二)水湿、湿浊、溺毒为病变进展之危象

LN水湿证的形成涉及多个脏腑,由于肺气不能通调水道,脾气不能转输津液,肾气不能蒸腾水液,三焦决渎不行,膀胱气化不利,水液的敷布与排泄发生障碍,则致体内水湿停聚,甚者水聚成饮。水湿泛溢肌肤为水肿,停于胸胁为悬饮,聚在腹中为臌胀,凌心射肺则为喘证,临床上表现为肾病综合征或肾功能不全,出现肢体浮肿、胸腹水及肺水肿;湿邪久恋不祛则化生湿浊,浊阴上犯,胃失和降,则表现出恶心呕吐、口中尿臭、舌苔垢腻等证候,湿浊上蒙清窍,则见神昏谵语,所谓尿毒症表现是也,古人又称之为“溺毒”。如《重订广温热论》指出:“溺毒入血,血毒上脑之候,头痛而晕,视力蒙胧,耳鸣耳聋,恶心呕吐,呼吸带有溺臭,间或猝发癫病状,甚或神昏惊厥。”水湿、湿浊和溺毒,往往预示着病情的重危。

(三)清热化瘀、利湿泄浊、护肾扶正是治疗大法

基于LN的中医病机特点,治疗上应以清热化瘀、利湿泄浊、护肾扶正为大

法，活动期强调清热化瘀、利湿泄浊，缓解期重视扶正，具体运用时金实教授多采用分期辨证结合辨病的治疗原则。

1. 活动期辨证分型

（1）热毒炽盛证：证见高热持续不退，两颧或手部红斑，斑色红，神昏，烦躁口渴，关节疼痛，尿短赤，舌质红绛苔黄，脉洪数或弦数，方选犀角地黄汤或清瘟败毒饮加减。

（2）阴虚内热证：证见持续低热，红斑隐现，脱发，口干咽痛，盗汗，五心烦热，腰膝酸软，关节肌肉隐痛，心悸，舌红苔少，脉细数，方选经验方狼疮静合参麦地黄汤加减。

（3）湿瘀壅滞证：证见面睑或四肢浮肿，胸闷腹胀，胃纳不振，大便干结，舌质黯红或有瘀斑，舌苔腻，脉象滑数，方选五苓散合桃仁承气汤加减。

2. 缓解期辨证分型

（1）肝肾阴虚证：证见腰膝酸软，脱发，眩晕耳鸣，或有低热，乏力，口燥咽干，视物模糊，月经不调或闭经，舌质红，苔少或有剥脱，脉细，方选狼疮静方加减。

（2）气阴两虚证：证见乏力，气短，自汗盗汗，腰脊酸痛，脱发，口干，大便燥结，舌质红，苔少或苔薄，脉细数或细弱，方选参麦地黄汤加减。

（3）气血亏虚证：证见面色苍白，疲乏，汗出，心悸气短，眩晕耳鸣，月经量少色淡，或闭经，舌淡苔薄，脉细无力，方选十全大补汤加减。

（4）脾肾气（阳）虚证：证见面睑四肢浮肿，畏寒肢冷，神疲乏力，腰膝酸软，面色无华，纳差，便溏泄泻，尿少，舌淡胖苔白，脉沉细弱，方选参苓白术散合防己黄芪汤、真武汤、金匮肾气丸加减。

若浊阴上逆，恶心呕吐，纳差，口中尿臭，胸闷腹胀，精神倦怠，怕冷，大便干结，舌淡胖苔白浊腻，脉象细弦，方选黄连温胆汤、温脾汤加减。在上述辨证施治的基础上，临床中结合辨病又常配合选用青蒿、白花蛇舌草、半枝莲、紫草等清热解毒之品；针对湿热病理常重用连翘、蒲公英配合凤尾草、猫爪草、蜀羊泉等药；对瘀血病理多用泽兰、益母草、丹参、红花等；兼水湿尿浊者可加石韦、土茯苓、雷公藤、青风藤、车前子、猪苓、六月雪等。

总之，对于 LN 的治疗，金实教授的经验是活动期在西医免疫抑制剂治疗的基础上加用中药可以增加疗效，减少西药的副作用；缓解期使用中药则有利于西药的撤减，并在防止复发方面具有一定优势；而对于疾病后期尿毒症期则应中西并重，扬长避短，以西药纠正可逆因素，包括狼疮活动，用中药护肾，调整体内阴阳气血，使其在低水平状态下达到相对平衡。着眼于改善临床症状，提高患者的生存质量。

六、验案举隅

案一：周某，女，29岁，南京某大学学生。2006年5月11日初诊，以“面部红斑7年余，伴心慌乏力”为主诉。患者1989年面部即呈现红斑，1992年经某医院诊断为SLE，曾长期服用西药治疗。就诊时：反复低烧，难以控制，面部红斑隐隐，心慌乏力，纳差，寐欠安，苔薄白，舌淡胖，有紫气，少许齿印，脉细。检查：抗SSA抗体（+），抗SSB抗体（+），ANA（+）1∶1000（颗粒型），抗ds-DNA抗体（+）。辨证：肾阴亏虚，瘀毒内蕴，正邪交争，低热不退。治法：滋肾化瘀，清热解毒，兼养心脾。

处方：生熟地各15g，山萸肉10g，炒枣仁15g，茯苓10g，青蒿30g，丹皮10g，半枝莲20g，太子参12g，焦楂曲各12g，五味子10g，煅龙骨15g，甘草5g。

2007年8月27日复诊。前方加减服药调治1年余，面部红斑已好转，低热、心慌乏力消失，月经正常，关节疼痛不显。因暑假回家，停药未服，加之劳顿，略有心慌，头顶部出现少许红斑，苔薄微黄，舌黯红，脉细。仍延原意加减。药后1个月，患者自觉症状好转，心慌乏力改善，头顶红斑仍有，但已缩小。原方进退继续治疗，红斑缩小，调治至今，症状已不明显。

按：SLE属本虚标实之证，正虚以肾阴亏虚为主，邪毒以热毒、瘀毒为主，肾虚瘀毒是本病病因病机关键之所在。患者反复低烧，面部红斑隐隐，此为肾阴亏虚、瘀毒内蕴之征，故以生熟地、山萸肉、丹皮、青蒿益肾养阴，清热解毒，活血化瘀；又有心慌乏力，纳差，寐欠安，此为心脾失养之征，故以太子参益气健脾，焦楂曲消食和胃，煅龙骨、酸枣仁宁心安神。诸药合用，共奏滋肾化瘀、清热解毒之功，并兼养心脾。

案二：陈某，女，14岁，学生，2011年12月11日初诊。患者以“泡沫尿5年，皮疹伴发热1年余”为主诉。患者1年前出现发热、皮疹、脱发，曾在北京协和医院治疗。2006年起尿蛋白、尿隐血明显。就诊时：易疲劳，时有发热，口腔溃疡，皮疹，苔薄白，舌红，脉细。检查：WBC < 3×10^9/L，ANA 1∶1000，抗ds-DNA（+），C3下降，A/G 1.61，TG 182mmol/L，ESR 33mm/h，尿蛋白（+++），尿隐血（+++），24h尿蛋白2.524g。B超显示双肾体积大。四诊合参，病机总属：外感风寒湿气，日久化火成毒伤阴，热毒深入营血。治拟清热化毒，凉血滋肾。

处方：生地黄、熟地黄各10g，菟丝子25g，山茱萸8，牡丹皮10g，六月雪15g，石韦20g，白花蛇舌草20g，半枝莲15g，青蒿15g，益母草10g，莲须10g，金樱子20g，蛇莓10g，大枣5枚。

2012年6月17日复诊。前方加减用药半年后，患者无明显症状，检查尿蛋白弱阳性，尿隐血（++），血常规正常，肝功、肾功正常，ESR 14mm/h，抗ds-DNA抗体定量正常，ANA（+）1∶1000。服药调治至今，病情尚稳定。

按：狼疮性肾炎病机错综复杂，肾虚为发病之本，热毒为致病之标，湿热、瘀血为病情演变之关键，故清热化瘀、利湿泄浊、护肾扶正为治疗大法。患者时有发热，口腔溃疡，皮疹，苔薄白，舌红，脉细，查血沉升高，此为肾阴亏虚、热毒瘀滞之征，故以生地黄、熟地黄、山茱萸、菟丝子、牡丹皮、青蒿、白花蛇舌草、半枝莲、蛇莓等中药补肾滋阴、凉血解毒、化瘀通络。患者有血尿、蛋白尿，此为湿热、湿浊内蕴，故以石韦、六月雪、金樱子等清热利湿、固肾化浊。

参考文献

[1] Munoz JA, Gil A, Lopez-Dupla JM, et al. Sex hormones in chronic syste mic lupus erythematosus [J]. Ann Med Intern (Paris), 1994, 145(7): 459-463.

[2] Petri M, Spence D, Bone LR, et al. Coronary artery disease risk factors in the Johns Hopkins Lupus Cohort: prevalence, recognition by patients, and preventive practices [J]. Medicine, 1992, 71(5): 291-302.

[3] 吴国琳，范永升，李学铭，等．解毒祛瘀滋阴中药对系统性红斑狼疮患者骨密度的影响[J]．中华实用中西医杂志，2003，3(16)：1244.

[4] 赵会芳，钟嘉熙，彭胜权，等．系统性红斑狼疮患者瘀血病机的研究[J]．辽宁中医杂志，1998，25(1)：7.

[5] 周翠英，孙素平，傅新利．风湿病中西医诊疗学[M]．北京：中国中医药出版社，1998：273.

[6] 金实，汪悦，张梅涧，等．狼疮静颗粒治疗活动性系统性红斑狼疮 45 例临床研究[J]．中医杂志，2003，6(6)：435-436.

[7] 丁炜，金实，汪悦，等．狼疮静颗粒对 NZB/W F1 小鼠肾脏组织 CD54 表达的影响[J]．江苏中医药，2008，40(5)：82-84.

[8] 刘喜德，金实．中药狼疮静颗粒对狼疮性 BXSB 小鼠脾脏 $CD4^+$ T、$CD19^+$ B 细胞凋亡的影响[J]．中国中西医结合杂志，2003，9(23)：692-694.

（陆　燕　徐薇薇）

第三节　干燥综合征证治经验

干燥综合征（Sjögren's syndrome，SS）是一种侵犯外分泌腺体尤以唾液腺和泪腺为主的慢性自身免疫性疾病，临床主要表现为口干、眼干、关节痛，有时伴反复腮腺肿大、牙齿片状脱落、发热等，可同时累及其他器官造成多种多样的临床表现。本病可以单独存在，亦可出现在其他已肯定的自身免疫性疾病如类风湿关节炎、系统性硬化症、系统性红斑狼疮等。目前尚无肯定治疗方法，西医多以对症处理、抑制免疫为主，中医药治疗干燥综合征虽取得了一些进展，但疗效尚未令人满意。

一、干燥综合征研究现状

（一）病因及发病机制

现代医学认为干燥综合征的发生与遗传、环境等因素相关，其发病机理是在上述多种致病因素的侵袭下，机体出现免疫异常，如T辅助/T诱导淋巴细胞亚群及比值异常，高丙种球蛋白血症等，表明SS患者有明显的免疫系统异常，异常的细胞和体液免疫反应所产生的各种介质造成了SS患者的组织炎症性和破坏性病变，淋巴细胞浸润唾液腺导管、腺泡上皮细胞，分泌大量的细胞因子导致腺体免疫性炎症和纤维化，以泪腺、唾液腺病变为主，腺体及小管周围淋巴细胞及浆细胞浸润，最终导致腺泡萎缩、消失，由大量浸润细胞和增生结缔组织替代。

（二）诊断标准

在2002年以前，国际上有多个干燥综合征的诊断标准，未得到统一。目前普遍采用的是2002年修订的干燥综合征国际分类标准[1]，内容如下：

Ⅰ 口腔症状：3项中有1项或1项以上：

①每日感到口干持续3个月以上

②成人后腮腺反复或持续肿大

③吞咽干性食物时需用水帮助

Ⅱ 眼部症状：3项中有1项或1项以上

①每日感到不能忍受的眼干持续3个月以上

②感到反复的沙子进眼或砂磨感

③每日需用人工泪液3次或3次以上

Ⅲ 眼部体征：下述检查任何1项或1项以上阳性

① Schirmer I 实验（+）（≤5mm/5min）

②角膜染色（+）≥4 van Bijsterveld

Ⅳ 组织学检查：小唇腺淋巴细胞灶≥1

Ⅴ 唾液腺受损：下述检查任何1项或1项以上阳性：

①唾液流率（+）（≤1.5ml/15min）

②腮腺造影（+）

③唾液腺核素检查（+）

Ⅵ 自身抗体：抗SSA或抗SSB（+）（双扩散法）

诊断具体条例：

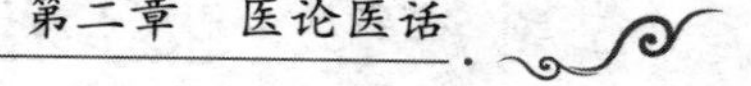

①原发性干燥综合征：无任何潜在疾病情况下，按下述2条诊断：

a. 符合上述标准中4条或4条以上，但条目Ⅳ（组织学检查）和条目Ⅵ自身抗体至少有1条阳性。

b. 标准中Ⅲ、Ⅳ、Ⅴ、Ⅵ条中任何3条阳性

②继发性干燥综合征：患者有潜在的疾病（如任何一种结缔组织病），符合条目Ⅰ、Ⅱ中任何一条，同时符合条目Ⅲ、Ⅳ、Ⅴ中任何2条

③诊断1或2者必须除外：颈、头面部放疗史，丙型肝炎病毒感染，艾滋病，淋巴瘤，结节病，移植物抗宿主病，抗乙酰胆碱药的应用（如阿托品，莨菪碱，溴丙胺太林，颠茄等）

（三）西医药治疗

西医药治疗主要包括局部治疗和全身治疗。局部治疗：包括人工泪液滴眼、勤漱口、多饮水、0.9%的氯化钠溶液滴鼻等。全身治疗：系统性治疗药物羟氯喹、来氟米特、环磷酰胺及硫唑嘌呤等对腺外表现如关节炎、肺炎、肾炎及神经症状的治疗有效；对于出现血管炎等系统改变的患者，应予激素及上述免疫抑制剂等药物积极治疗；其他药物如帕夫林、雷公藤等制剂可能对干燥综合征有效。

常用药物：①非甾体类抗炎药（NSAIDs）主要用于治疗SS关节肌肉症状、轻度浆膜炎以及发热等全身症状。②糖皮质激素：主要针对皮疹及关节炎局部应用的制剂，而对于有系统表现尤其有重要脏器受累者应予口服或静脉给药。③细胞毒药物：如环磷酰胺、甲氨蝶呤、硫唑嘌呤、环孢素A等，一般用于SS脏器受损的患者。④毒蕈碱受体3激动剂：M3受体激动剂已经成为新一代改善口干、眼干的药物。⑤免疫净化治疗：包括血浆置换、双重滤过血浆置换（DFPP）及免疫吸附治疗，主要用于有高滴度自身抗体和免疫复合物的原发性干燥综合征患者。

（四）中医学对干燥综合征研究现状

干燥综合征病名在中医学文献中并无记载，但根据其病程的长短、受邪脏腑部位、病情演变过程及临床表现不同可归属于不同的范畴。SS表现口干、眼干、关节痛、雷诺现象等症状时，多以“燥证”、“痹证”、“脉痹”来命名。如五脏受邪，脏腑受损，根据脏腑病变的不同和临床症状的主次又可命名为“心悸”、“咳嗽”、“喘证”、“胁痛”、“水肿”；病久以气血阴阳亏虚为主者，可归属于“虚劳”、“虚损”范畴。

本病病因不统一，究其根本，不外乎外感、内伤两类。外感者，系由天时风热过盛，或因深秋偏亢之燥邪伤人上焦之气，肺胃先应，时令燥热之邪为患，性质属实；内伤者，乃人之本病，精血下夺而成，或因汗下失宜，或因偏摄燥剂，或因久食辛辣苦燥，病从下焦阴分而起，肝肾阴亏则槁乎于上，性质属虚，其本质

是阴津亏虚，而燥为其标。

本病常用的治法包括益气养阴生津法、健脾益气生津法、健脾益气通阳法、清热除湿法、化瘀解毒法、润肺化痰通络法。多数医家通过辨证论治本病，如燥邪犯肺型，以桑杏汤加减；阴虚内热型，偏于肝肾阴虚者，用杞菊地黄丸合一贯煎加减；偏于脾胃阴虚者，用益胃汤合玉女煎加减；偏于肺胃阴虚者，用百合固金汤合益胃汤、玉女煎加减；气滞血瘀型，以血府逐瘀汤加减；气虚阳弱型，以补中益气汤或桂附理中汤加减。另有医家自创经验方、中成药治疗本病，常见中成药有津血源颗粒、生津颗粒等，均取得一定的疗效。

二、干燥综合征证治经验

（一）病机

金实教授积40多年临床经验，根据中医理论及临床实践提出阴虚络滞、肺失宣布是SS的主要病机。核心主要包括以下几点：

1. 阴虚津亏为本　金实教授认为本病口眼干燥乃为表象，而阴虚津亏是其本质。因为本病的发生以更年期妇女居多，此为肝肾阴虚之期，从症状上看以干燥性角膜炎及口腔干燥为主症，是一派液涸津亏、燥热内郁之象；另外，本病多有舌质红绛、舌面干燥、苔少舌裂，乃“阴虚水涸”之征，说明本病之本为阴虚津亏。

2. 燥热瘀毒为标　本病的病因虽有内外之分，然其发病总与“燥毒”有关。中医学认为，“毒”系脏腑气血失常，体内的生理或病理产物不能及时排出，蕴积体内，以致邪气亢盛，转化为毒。干燥综合征患者多为素有阴虚体质或年迈津亏，或大病久病之人，外感燥热、温毒邪气，致使阴津内耗，虚热内生，燥热瘀毒内积而发为本病。故治疗不能一概以生津润燥而论，尚须灵活变通。

（1）络道涩滞为病变特点：津液通道的失畅是导致津液敷布障碍的一个重要中间环节。络道为气血津液通行之通道，络道滞涩，气血津液运行不畅，泪腺、唾液腺、腮腺受损，是口、眼、鼻腔干涩，腮腺肿胀诸症发生的重要原因。瘀血在SS的整个病变过程中贯穿始终，燥毒瘀结，阻滞络脉，络道涩滞，津行不畅，使病情缠绵难愈。

（2）肺不布津为重要病理环节：从病位上来看口、咽、眼、食道皆属于上焦，病位在肺胃。肺主宣发肃降，输布精微津液，在液为涕，鼻为肺之窍，喉为肺之门户。脾主运化水谷精微，在液为涎。肝主藏血，在液为泪，开窍于目。肾藏精，主水液，在液为唾，为一身阴阳之根本。本病脏腑病位可涉及肺胃肝肾，但均与肺密切相关，若肺的宣发和肃降功能失常，就会引起津液的输布障碍，外不能濡养肌肤皮毛，内不能洒陈于五脏六腑，因而产生一系列干燥症状，如眼干、口干、鼻干、皮肤干燥、便秘等。

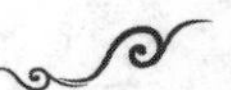

（二）治法

根据阴虚津亏、肺失宣布、络道涩滞的病变特点，金实教授提出滋阴通络、宣肺布津法为干燥综合征的基本治则，在养阴生津的同时应注意清除燥热、布散津液、化瘀通络。具体体现在以下几方面：

1. 滋阴生津，增加津液的生成　干燥综合征患者常见两目干涩而痒，口干咽燥，舌燥鼻干，进食喜稀恶干，胃中嘈杂灼热，大便干结，舌干红苔少或无苔，脉象细数等阴虚津亏症状，滋阴生津之法增加津液生成，以甘寒培补、养阴生津为主。吴鞠通指出"治火可用苦寒，治燥必用甘寒"，代表方如沙参麦冬汤、麦门冬汤，常用药物如南沙参、北沙参、麦冬、天冬、玉竹、生地黄、枸杞、石斛、芦根、天花粉等。

2. 宣肺布津，化源开流　本病虽为阴亏，然与肺失宣降，络脉涩滞，津液输布失常，无流之径有关。对此，金实教授提出了宣肺布津之法，不仅要滋养既耗之阴津，更致力于阴津的运行输布。临床常用紫菀、桔梗等药宣散肺气，鼓舞津液布散，畅通津液通道。

3. 通络行滞，促进津液输布　瘀血阻滞，络脉不通，津液布散障碍，治疗当活血化瘀，通行络道，促进津液输布。方用桃红四物汤加减，临床常用药如赤芍、鬼箭羽、桃仁、路路通、红花、鸡血藤等。如果关节疼痛、畸形、屈伸不利甚，皮肤红斑，双手黯紫等表现者，尚须佐以凉血活血之药，如丹皮、生地、丹参、凌霄花等；若瘀血明显者，蜈蚣、蜂房、地鳖虫、干地龙、水蛭等虫类药亦可配用，但峻猛攻伐、破血之品当慎用。此外，燥热毒邪瘀积者，必须加入清热润燥解毒药物，以清除邪气，畅通络道。

（三）常用方药

金实教授依据养阴润燥、宣肺布津、通络行滞治则创制经验方生津颗粒。

1. 方解　本方主要由北沙参、麦冬、紫菀、赤芍、白芍、桃仁、黄连、甘草等组成。方中北沙参、麦冬同为君药，共奏养阴、生津、润燥之功效；黄连清热解毒；赤芍清热凉血、散邪行血，白芍药敛阴，赤白芍合用敛阴凉血而不恋邪；桃仁具有活血行瘀，润燥滑肠的功效，以上四药为臣，共奏清热凉血、活血通络作用。紫菀，性微温，味苦甘，归肺经，润肺化痰、开肺布津，为佐药，专能开泄肺郁，宣通窒滞，输布津液；生甘草清热和中，调和诸药为使。临证时需灵活加减运用：偏于阴虚者加石斛、龟版、玉竹；偏于血虚者加阿胶、鸡血藤、当归、生地；偏于气虚者加黄芪、党参、白术；偏于肝肾精血亏损加何首乌、枸杞、沙苑子；邪阻络痹者加秦艽、虎杖、威灵仙；燥结而成痰核加牡蛎、白僵蚕、煅蛤壳；燥热甚加山栀、黄芩、生石膏、知母；大便干结加郁李仁、松子仁、麻仁。

2. 临床研究　笔者曾观察生津颗粒治疗原发性干燥综合征阴虚络滞证的临床疗效。随机将患者分为治疗组和对照组各30例，治疗组给予生津颗粒，对照组给予羟氯喹，治疗前后评价两组患者的总疗效、症状体征分级积分、泪液及唾液分泌量、血沉、IgG、IgA 等相关实验室指标的变化以及观察不良反应。结果提示治疗组在总疗效、症状体征分级积分、泪液及唾液分泌量、血沉、IgG、IgA 等相关实验室指标方面明显优于对照组（$P<0.05$ 或 $P<0.01$），且安全性较好[2]。

3. 实验研究　我们观察了生津颗粒对家兔唾液和泪液分泌的影响，并利用大鼠模型，观察了该药对模型大鼠唾液和泪液分泌的影响。在此基础上又从免疫、抗炎等方面进行了药效学研究，结果：生津颗粒高剂量、中剂量能明显增加正常家兔的唾液分泌量及泪液量，并能拮抗阿托品抑制唾液及泪液分泌的作用，低剂量也有促进腺体分泌的趋势，但是作用的起效时间等不如高中剂量组[3]；利用甲状腺素与利血平复制大鼠“阴虚甲亢证”模型，观察生津颗粒对模型大鼠所表现的唾液分泌、饮水量、体重和摄食量的影响，结果生津颗粒可以改善模型大鼠所表现的唾液分泌减少、饮水量增加、摄食量增加和体重下降等症状[4]；抗炎试验证实生津颗粒对急性炎症及慢性炎症均有一定的拮抗作用[5]。

（四）验案举隅

案一：邢某，女，46 岁，工人，2003 年 4 月 13 日以口干、眼干 3 年来就诊。见口干，咽干，眼干、畏光明显，皮肤干燥，大便干，舌质红干苔薄，脉细。查血抗核抗体：抗 SSA（+）、抗 SSB（+）；泪流量减少，角膜荧光染色双眼（+）；腮腺造影：符合 SS 诊断；唇腺黏膜活检：可见两个淋巴细胞浸润病灶。诊断：原发性干燥综合征。证属肺胃津伤、阴虚络滞。治宜益气养阴、宣肺通络。处方：南北沙参各 20g，天麦冬各 20g，紫菀 10g，乌梅肉 12g，生石膏 30g，桑皮 15g，川芎 10g，菊花 10g，甘草 5g。14 剂，每日 1 剂，水煎服。

2003 年 4 月 27 日次诊：药后症状减轻，口咽干燥好转，眼睛流泪、畏光已不明显，仍有乏力，牙龈肿痛不适，大便略干，舌质红，苔薄白。上方加白芷 20g，连翘 15g，以解毒止痛，每日 1 剂，水煎服。

2003 年 5 月 11 日三诊：患者诉药后症状已轻，纳谷不佳，原方化裁，加石斛 15g，炒谷麦芽各 15g，以健脾和胃消食，守方服用月余。口、咽、眼干燥不显，实验室检查指标基本正常，病情稳定。继续服用上方以巩固病情。

按：患者主要表现为口干、眼干、咽干、皮肤干、舌红干、脉细等干燥证候，病机关键为阴虚络滞、肺失宣布，其中肺不布津为重要病理环节。本病病位以肺为主，若肺之宣降失常，则可至津液的输布障碍，而产生一系列干燥症状。金实教授提出了宣肺布津之法，不仅要滋养既耗之阴津，更致力于尚未耗损之阴津的运行输布，方中常以沙参、麦冬、石斛等养阴生津，同时配伍紫菀、桔梗等宣肺布津，重在从肺论治，宣畅肺气以布津散液，使津液得步、津亏得复。

案二：韩某，女，50 岁，教师。因两目干涩、咽干 3 年余，腮腺肿大 2 个月，于 2000 年 8 月就诊于某西医院。腮腺造影示：腮腺分支导管增粗，排空相上

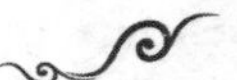

见导管内部分造影剂残留。实验室检查：抗 SSA（+），抗 SSB（-），血沉 48mm/h。诊断为原发性干燥综合征。给予眼药水滴眼、甲氨蝶呤及复合维生素 B 等药治疗 1 年余，未见明显改善。2001 年 10 月初诊：患者双目干涩不适，泪少，频繁瞬目，咽干口燥，口唇起皱皮，时欲饮水，乏力，夜寐欠安，大便秘结，两侧腮腺区肿大，以右侧明显，皮色正常，边界不清，无明显压痛。舌红，少苔，有裂纹。脉细涩。Schirmer 试验：左 4mm/5min，右 5mm/5min。角膜染色试验：左（+），右（-）。血沉：45mm/h。证属阴虚络滞，肺不布津，治以生津润燥，宣肺通络。处方：南北沙参各 15g，天冬、麦冬各 15g，紫菀 20g，乌梅肉、桃仁、路路通各 10g，连翘、蒲公英各 15g，生石膏 30g，甘草 5g，水煎服，每日 1 剂。

服用 1 个月后，眼仍干涩，咽干口燥、时欲饮水、寐差、便秘、腮腺肿大等症状均有明显减轻，继用原方 2 个月后，眼干涩明显缓解。Schirmer 试验：左 10mm/5min，右 8mm/5min。角膜染色试验：左（-），右（-）。血沉 24mm/h。又续服 3 个月，先后加减用山楂、桔梗、穿山甲、白芍等药，随访至今，病情稳定无复发。

按：干燥综合征属于中医学"燥证"范畴，阴虚津亏为其本，燥热毒瘀为其标。方中以紫菀宣肺布津，路路通、桃仁等通络化滞，沙参、麦冬等甘寒生津之品滋阴润燥，配合乌梅、甘草等酸甘化阴以增液布津，共奏养阴润燥、宣肺布津、通络行滞之功。此外，患者反复腮腺肿大，血沉较高，提示燥毒、热毒明显，同时存在瘀血阻滞，临床上当加用生石膏、银花、连翘、蒲公英等清热解毒、消肿散结之品及桃仁、炮山甲、丹皮、丹参等活血化瘀之品。

参考文献

[1] Vitali C, Bombardieri S, Jonsson R, et al. Classification criteria for Sjögren's syndrome: a revised version of the European criteria proposed by the American-European Consensus Group [J]. Ann Rheum Dis., 2002, 61: 554-558.

[2] 陆燕，金实．生津颗粒治疗原发性干燥综合征阴虚络滞证临床研究[J]．南京中医药大学学报，2009，11(6)：421-423.

[3] 张启春，卞慧敏．生津润燥颗粒对家兔唾液及泪液分泌的影响[J]．中成药，2011，33(11)：1316-1318.

[4] 张启春，卞慧敏．生津润燥颗粒对阴虚甲亢大鼠的影响[J]．中药药理与临床，2009，25(6)：82-83.

[5] 张启春，卞慧敏．生津润燥颗粒抗炎作用的试验研究[J]．中成药，2011，33(11)：1998-2000.

（陆　燕　徐薇薇）

第四节　强直性脊柱炎证治经验

强直性脊柱炎(ankylosing spondylitis,AS)为一种血清反应阴性的慢性脊柱关节病变为主的自身免疫疾病,系一种进行性、独立性、全身性疾病。本病由骶髂关节向上,对髋关节、椎间关节、胸椎关节侵犯性发展,以侵犯中轴关节及四肢大关节为主,并可累及其他关节及内脏。早期表现为臀腰部酸痛、背痛和背部强直,终末期因脊柱强直、畸形而导致残疾。中医古籍中无强直性脊柱炎的病名记载,但其依据临床表现,属于中医"痹证"范畴。中医文献又称之为"肾痹"、"骨痹"、"督脉病"、"龟背驼"、"腰痛证"、"竹节风"、"腰尻痛证"等。强直性脊柱炎的发病原因和病理机制至今还未完全明确,西医尚无特效治法能制止其发展。经过多年临床实践和理论研究,金师对本病病因病机、发病过程、预后转归及分期治疗均具有独特的见解和经验。兹分述如下:

一、病因乃正虚邪乘,气血涩滞,络脉痹阻

金实教授认为AS病变与正虚络空密切相关。气血旺盛,络脉充盈,则难以为疾;若正虚络空,风寒湿邪乘袭,络脉涩滞,骨痹生矣。若先天脏腑气血不足或后天起居调养不当,以致正虚络空,外邪乘袭,身躯冷痹不仁,络脉气机不宣,阴寒痰浊、郁热、瘀血内生,督脉络道气血涩滞,不通则痛,则脊椎腰膝僵硬疼痛,由是而作。

二、病变多属肾虚内寒,骨痹筋急

金实教授认为本病属骨痹范畴,病变大抵以肾虚阳衰,寒凝骨痹,筋脉拘急为主。督脉者,夹脊属肾,其有赖于肾之精气涵养、充实,因夹脊而行,总督诸阳,可谓阳气之海;若肾精不足,督脉空疏,则失于温煦蒸化之能,脊柱乃缺之温养护卫,阳消而阴长,寒气自内而生,寒凝滞涩,脊柱活动渐而不利,遂生疼痛强直。

此外,阴凝寒邪,最易耗伤阳气。男子以肾气阳刚为主,因而男子最易受阴寒之气损伤,故男子较女子更易罹患AS,此乃临床上患AS者,男多女少之主因;具体症状亦以表现为阳虚、气虚者多见,诸如腰膝酸痛、受寒即发、面色㿠白、形寒怕冷、四肢欠温、精神倦怠、脉沉微等。

三、病位主要在脊柱,与肝肾脾等脏腑相关

是病系以骶髂关节与脊柱慢性炎症为主的周身性疾病,其病理变化特征为肌腱附着点炎症。常见症状为腰背僵硬或疼痛,活动后可趋缓解,晚期可发

生脊柱强直，以至严重畸形。其病在脊柱关节，伤及筋肉络脉，与肝肾脾功能失调至为相关，而重点在于肝肾。肾为先天，与禀赋遗传相关，乃五脏六腑之根本；肾主骨，肾虚则骨失所养，阳虚生内寒，阴虚生内热，正虚邪实，络脉痹塞，脊柱遂为强直；韧带、肌腱、关节与骨骼的连接处的病变亦即附着部的病变是AS最重要最基本的病理变化，而附着部多属中医“筋”的范畴，肝藏血主筋，肝之气血壅塞，则筋脉失畅；肝血亏虚，则筋脉失养，拘急作痛；脾不化湿，则聚湿生痰，脾虚不健，则气血乏源；肝、脾、肾亏虚，督脉失养，风湿痰瘀痹阻，络脉涩滞，不通则痛，此为AS的病机特点。

四、新痹活动期祛邪为务　久痹缓解期寓攻于补

AS的发生，系由风、寒、湿等外邪侵扰人体，阻闭督脉，络脉气血运行不能畅达所致。其初病属实，久则多呈正虚邪实、虚实夹杂之候。金实教授强调四诊合参，以辨别疾病发展过程中不同阶段的各种证候，结合西医理化检验项目，区分病情病期，合理配伍，酌情用药，以达最佳的治疗成效。根据病程，强直性脊柱炎可分为新痹、久痹，病程短为新痹，病程长为久痹；根据病情的缓急，可分为活动期和缓解期。急则治其标，新痹邪盛而正虚不著或活动期邪势正盛，腰膝疼痛较甚，ESR、CRP等活动指标明显升高之际，治疗以祛邪为主，辅以补养肝肾之品；缓则治其本，久痹正虚，或缓解期邪势不盛，或活动期后邪气渐消，正气残损疼痛僵硬缓解，ESR、CRP活动期指标渐平之时，则扶养正气，培本固元为主，祛邪为辅。《素问·痹论》云：“风寒湿三气杂至，合而为痹。”AS祛邪法以祛风除湿散寒为主，常用独活、防风、灵仙、木瓜、蜈蚣等，药理研究表明，中药祛风除湿散寒类药物有抗炎镇痛、调节免疫作用，祛风除湿散寒治疗可以贯穿病之始终，根据病情尚可配伍化痰、行瘀、理气、清热等法；扶正治本，则根据阴阳气血及脏腑的亏虚，予以调治。

AS主诉以背柱、肌腱、韧带的强直疼痛、关节融合、变形为主，中医谓之“痰瘀”。AS早期即发生痰瘀滞阻络脉，临床表现以疼痛、麻木、僵硬不利为主，随着病情进展而逐渐加重，终致痰凝瘀阻，腰脊僵硬强直，脊柱畸形。金实教授临证常选用祛痰行瘀之药。行瘀药如：川芎、桃仁、赤芍、地鳖虫。化痰药如：白芥子、南星、僵蚕等。

经云：阳者卫外而为固也。督脉行于背脊正中，总督一身之阳经，故又称“阳脉之海”，若卫阳空疏，屏障洞失，病邪遂乘虚而入。肝主筋，肾主骨，筋骨既赖肝肾精血的充养，又借肾督阳气的温煦。肾督阳虚，未能充养温煦筋骨，致筋挛骨弱而留邪不去，造成痹证迁延不愈，关节变形，终成顽疾难愈。AS临床表现寒多热少，寒多则痛甚，晨僵则遇寒痛增，当用温肾益督，通阳逐寒之品。临床上金实教授常选用附片、鹿角片、肉桂、干姜、蜂房、仙灵脾之类配熟

地、白芍敛阴合营，使方中诸药有动有静，阴阳和合，温而不燥。

就临床而言，AS风寒湿邪所致固然较多，然热痹亦非偶见。热邪产生，多由寒湿痰瘀郁而化热，或劳作外伤过度导致气血瘀热，或由脏腑失调，阴虚所致内热。其症状可见腰膝局部关节疼痛，痛处灼热、或见红肿，痛不可触，得冷则舒，伴发热、口渴、烦闷不安，治法当清热通络止痛，常用四妙丸，白虎加桂枝汤加减。

五、有关强直性脊柱炎从络论治

清代名医叶天士言：大凡经主气，络主血，久病血瘀；络中气血，寒热虚实，稍有留邪，皆能致痛。从叶氏言论观之，络脉病变是病变进程中之病理状态，且随病程之延长，络病益加痼结难解，治疗更为棘手。故而提出“久病入络”、“久痛入络”的学术思想。

因此，络脉既是气血津液的通道，又是邪气瘀积的病所。强直性脊柱炎随着病情发展，局部病变累及全身络脉，反之络脉病变亦可使其症状加重。AS病变过程中，风寒湿热痰瘀等，邪入脏腑，痹阻络脉，胶固凝结，难以速愈，因此就决定了强直性脊柱炎的难治性、缠绵性、进展性和反复性。

金实教授认为与一般痹证相比，强直性脊柱炎从络论治有以下特点：

（一）调气散寒，辛香通络

络病之初，络气郁闭，络脉失畅，辛香草木之品疏畅络气奏效尚速，药用桂枝、防风、白芷、细辛等，用其辛散解肌走表；橘核、乌药等辛温通络；寒甚者，常用肉桂、附子、川草乌、干姜等辛热温阳祛寒。金实教授认为强直性脊柱炎腰腿僵硬疼痛为气血带结，适当配合行气之药能有助于推动血行，加强通络止痛作用。

（二）柔肝缓急，养血通络

金实教授认为AS症状表现背脊僵硬、疼痛，是因精血不足、筋失濡润、血行不通，补法虽多，但AS以养血为主，辅以活血。肝藏血主筋，肾藏精主骨，精血同源，血足则精气充裕，肝肾强健，血旺精生、筋荣、髓养、骨壮，则骨痹自愈。金实教授养血活血习用归、芍、地、芎之四物，尤其擅用大剂白芍、地黄。师谓：“四物不但养血健体，而且有很好的柔肝缓急镇痛作用。”近代药理研究表明，四药合用具有抗炎镇痛，调节免疫，抗维生素E缺乏，补充Fe、Cu、Mn、Ni、Zn、Cr等元素，有不同程度的生血刺激作用，四物汤养血活血的治疗作用与其中所含的生物碱及其他有机成分以及微量元素的协同作用密切相关。

（三）补肾填精，益督养络

此法多用于强直性脊柱炎肾虚督空证，肾主骨，为先天之本，强直性脊柱炎发病多与先天禀赋不足有关，责之肾虚督脉空虚，外邪乘虚而入，内外合邪而发病。足少阴肾经贯脊主肾，督脉主一身之阳，循行身后正中，而强直性脊柱炎多为中轴脊柱病变，为肾经督脉经络循行之处，故补肾益督通络为治本之法，临床亦多常用。临床中常用血肉有情之品，补肾充髓益督，如鹿角胶、肉苁蓉、补骨脂、紫河车等。

（四）藤蔓之属，通经入络

藤类药方面，《本草便读》云："凡藤蔓之属，皆可通经入络"。雷公藤苦寒大毒，因其对生殖系统，血液系统，肝肾功能等的毒副作用，临床应用应少量递增，多从 10g 起用，常用 5～30g，剂量较大时，需先煎久煎。为了减少其相关副作用，临床常与白芍、鸡血藤相伍以养血和络减轻血液系统副作用；与砂仁、陈皮相配健脾和胃，减少胃肠刺激；与淫羊藿、生熟地黄、丹皮、川芎相伍减轻生殖系统副作用。青风藤苦甘，祛风湿利小便，药量宜少量渐增，多从 10g 起可至 30g，如患者服后出现皮疹，咽喉堵塞感，应立即停药，密切观察用药后其他反应。

此外尚有很多临床使用的藤类通经入络药物，另有专篇介绍，本文从略。

（五）虫性走窜，剔邪搜络

祛除络中凝痰败瘀，非草木药物之攻逐可以奏效，虫类通络药独擅良能。虫类通络药性善走窜，搜剔络脉，善治久病久痛久瘀入络之疾，其中乌梢蛇甘平无毒，有搜风通络作用，作用较缓，适合各种痹证；白花蛇性温有毒，可治顽痹，但不可久服。临床可将乌梢蛇、白花蛇合用，增强疗效。全蝎、蜈蚣两者作用相近，皆有息风止痉，通络止痛作用。金实教授认为蜈蚣咸温，长于通络镇痛，且有暖肾助阳作用；全蝎辛平，长于通络止痉，肢体麻木，活动不利尤宜，二者常合并使用。临床可用蜈蚣、全蝎等量研粉混合，每次 2g，1 日 2 次。地龙味咸性寒，能清热止痉，祛风通络，常用于治疗热痹、行痹、脉痹和顽痹；僵蚕咸甘平，能祛风清热，祛痰止痉，可用于行痹、热痹、筋痹。临床上地龙，僵蚕常配伍使用 ，增强效果。穿山甲咸微寒，可通络散瘀消肿。炮山甲可研粉 1.5g，1 日 2 次口服。地鳖虫咸寒，能逐瘀散结活血。蚕砂辛甘微温，能祛风湿，通络止痛，可用于湿热顽痹。露蜂房咸甘平，长于祛风通络，止痛解毒，适用于治疗顽痹。

六、验案举隅

孙某，女性，24 岁，中学教师，泰州市人，因"腰腿痛 6 年，加重 2 年"于 2003 年 3 月 24 日来我科门诊。当时腰腿痛剧烈，转侧困难，手不能抬举，无法在黑板上写字，不能上课工作，穿衣困难，生活不能自理，弯腰活动困难，腰背部强直，脊柱前屈、后仰、侧弯皆严重受限，活动痛甚，呼吸时胸部隐痛，自感时有低热（测体温 37.2℃），苔黄腻，舌黯红，脉细。曾用泼尼松 10～30mg 加环磷酰胺、非甾体消炎药镇痛，病情未能缓解。目前仍服用泼尼松10mg/d，扶他林75mg/d。查体：双侧"4"字试验阳性，骨盆按压试验阳性。血沉：96mm/h，RF阴性，CRP：68.20mg/L，HLA-B27阳性。骶髂关节X片示：双侧骶髂关节外侧关节面密度增高，边缘不光整，印象：双侧骶髂关节炎。CT示：双侧骶髂关节下部关节面模糊毛糙，关节间隙狭窄，骶骨髂骨轻度骨质疏松，印象：双侧骶髂关节炎改变（双侧Ⅱ级）。药用强脊定痛汤加减，处方如下：

全当归10g，白芍30g，川牛膝10g，骨碎补10g，橘核8g，灵仙20g，蜈蚣3条，全蝎5g，炮山甲12g，玄胡10g，雷公藤12g，甘草6g，维持泼尼松10mg/d，停用其他西药。

2003年4月14日患者复诊诉：口服上药1周腰腿疼痛渐有缓解，2周后已能弯腰，平抬手臂，但因近几日气候骤变，周身疼痛有所加重，前方出入，去骨碎补，加麻黄10g，桂枝10g，防风12g，七剂口服，患者诉药后微微汗出，周身疼痛已去2/3，泼尼松渐减至5mg/d，直至停用。以后去麻黄、桂枝、防风，加入生熟地各15g，桃仁10g继服。

2003年6月16日来诊诉：疼痛基本消失，生活自如，已恢复工作。前方继续巩固治疗。2003年11月14日复查血沉：49mm/h，CRP：20.10mg/L，又过二月各项生化指标全正常，骶髂关节X线片、CT复查示病变无发展。患者一直坚持纯中药治疗，追诊至2004年11月，病情未见反复，生活工作正常。

（韩善夯）

第五节　痛风性关节炎证治经验

痛风是一组由于嘌呤代谢紊乱和（或）尿酸排泄减少引起的疾病。其临床特点为：无症状性高尿酸血症、特征性急性关节炎反复发作、痛风石沉积、痛风石性慢性关节炎和关节畸形，甚至出现痛风性肾病。痛风常与中心性肥胖、高脂血症、糖尿病、高血压以及心脑血管病伴发，广泛存在于欧美等发达国家。近些年来，随着我国人民生活水平的提高和饮食结构的变化，痛风在我国的发病率显著上升。中医文献中，痛风被称为"历节"、"白虎风"，属痹证范畴。

一、痛风的主要病机是肝脾肾失调，湿热痰毒流注

通过长期的临床实践认为，痛风的病因不外内外二端，病理因素为风湿热瘀毒。风邪特点表现为发病部位流窜不定，吹风受寒诱发；湿邪表现为关节漫肿胀痛，日久湿聚成痰而成结块；热邪表现为发病关节红肿热痛；瘀血特点为血脉瘀紫刺痛。风湿热瘀内结，反复发作不止，红肿疼痛剧烈，邪气壅盛而化

为毒，内因为素体禀赋不足、肝脾肾功能失调。“肾为先天之本”，主骨藏精，肾精不足，无以壮骨生髓，濡养五脏；“脾为后天之本”，脾失健运，则精微不得布散，反而聚湿生痰；肝藏血主筋，肝血不足，筋失其养，则见关节活动不利。若复因饮食劳倦、七情所伤等酿生湿浊，其时内外湿邪合而为患，湿浊蕴毒，流注关节、肌肉、骨骼，气血运行不畅，故而形成痹痛，与风湿热邪相合，痹痛更为加重。若患者未予重视，或治疗后病情未得有效控制，则久病入络，气血失畅，气滞血瘀，痰瘀交结，而见关节肿大，痰瘀结而为石，骨质损伤。金实教授指出，本病湿邪为患，但湿热为多，病邪蕴伏血分，湿浊痰热化毒，病处中下二焦，证属本虚标实，急性期以湿热瘀毒为主，缓解期以肝肾阴血亏虚为要，临床当需细探病机，辨证施治。

二、急性发作期以祛风利湿、清化瘀毒为治疗大法

急性发作期临床常见关节疼痛、肿胀、红热、麻木、重着、屈伸不利，发病急骤，发作日趋频繁，夜间尤甚，伴发热、恶风、恶心、纳差、口渴，小便黄赤，大便干结或黏溏，苔薄黄腻，舌红，脉细数弦。金实教授认为，其以风湿热瘀毒为主，治疗以祛风和络，清热凉血，利湿泄毒为主。痛风急性期宜疏调通排，以祛邪为主，祛风除湿定痛，治其标；调脏腑化痰瘀，清其源；清瘀热化湿浊，泄其毒。疼痛剧烈，发作频繁可增虫类药以搜风剔络，如蜈蚣、全蝎、僵蚕等。若痛甚难忍者，可在使用足量清热凉血药基础上添加制川草乌、桂枝、细辛、玄胡等温经散寒止痛；若热毒为甚，红热肿痛明显者，加石膏、土茯苓、山慈菇、丹皮、赤芍、川牛膝以加强清热解毒、凉血化瘀；若血尿酸居高不下，可加强尿酸排泌，药用萆薢 20g、山慈菇 10g、土茯苓 20g 等；便秘，尿黄，小便不利，腹胀不适可加强利尿通便，药用泽泻、薏苡仁、制大黄等。临证时金实教授常嘱患者多饮水，口服苏打片碱化尿液，禁酒，低嘌呤饮食。

金实教授在痛风急性发作期治疗上衷中参西，辨证与辨病相结合，常用四种治法，兼相并用，主次相依，互有进退。

（一）凉血通络法

用于瘀热滞络，证见关节红热刺痛，屈伸不利，夜间为甚，舌质有紫气，脉涩，药用生地、丹皮、赤芍、当归、泽兰、郁金、蜈蚣、全蝎、乌梢蛇等。金实教授常用赤芍、泽兰，活血祛瘀，利于炎症消散，解除疼痛，络滞痛甚者，使用虫类药，多选蜈蚣，搜风剔络止痛。

（二）清热解毒法

用于热毒浸淫，证见关节肿痛，红热明显，触之局部灼手，口干欲饮，纳食欠香，尿黄，便秘，舌红，苔黄，脉弦数，药用黄柏、石膏、知母、山栀、水牛角片等。热炽毒盛，金实教授重用石膏，其性大寒，味辛、甘，功专清热泻火排毒。

（三）祛风散邪法

证见关节肿痛，僵硬不利，痛处游走，药用独活、灵仙、木瓜、苡仁、防风、白芷、秦艽等。金实教授常用灵仙20g配合白芷祛风止痛。

（四）利湿泄浊法

用于湿浊痹阻，证见关节肿胀，僵硬，屈伸不利，纳呆，乏力，小便不利，药用防己、通草、茯苓、泽泻、萆薢、猪苓等。金实教授常用萆薢、土茯苓、泽泻，认为此三药利于尿酸排泄，调节嘌呤代谢。

三、缓解期以养血补肾、健脾调肝治其本，配合祛邪泄毒药物兼顾其标

慢性缓解期临床常见，关节疼痛较发作期明显缓解，红肿不显，有时关节屈伸不利，伴腰膝疼痛或足跟疼痛，神疲乏力，面色少华，舌淡，苔白，脉沉细弦。患者久病，经治不愈，必伤正气，从而导致气血不足。本病湿热为甚，久则灼伤肝肾之阴。故而应“缓则治其本”之说，主张以养血、调肝、益肾为主，佐以化湿行瘀排毒为治，药用：全当归、赤芍、白芍、干地黄、泽兰、郁金、泽泻、苍术、薏苡仁、虎杖、萆薢、甘草等。金实教授认为缓解期宜调理脏腑功能，控制病情发展，调节嘌呤代谢，促进尿酸排泄。关节肿大、畸形、僵硬、活动受限，关节周围及外耳轮等处出现黄白色结节，舌黯红，苔薄白，脉沉细，可加用桂枝、秦艽、白附子、胆南星、僵蚕、蜣螂虫、蜂房等化痰活血，软坚散结。后期由于尿酸盐沉积对肾脏的损害，出现尿酸增高、腰痛、轻度蛋白尿等症状，可加用丹参、菟丝子、枸杞子、巴戟天、桑寄生、续断等补肾活血；若痛风结石形成，排尿不畅，可加用金钱草、车前子，瞿麦等利尿排石；若腰膝酸软、肾虚较甚者，加川断、川牛膝等以加强补益肝肾；若关节屈伸不利明显者，加伸筋草、宣木瓜等以加强疏筋通络。遵循“治风先治血，血行风自灭”之古训，认为此期痛风治疗贵在养血补肾，要做到“疏其气血，令其条达，而至平和”，故而重用当归、白芍两药。现代药理研究表明，当归、白芍二药具有调节免疫功能、抗炎、增强机体非特异性免疫反应功能的作用，而白芍还有镇痛、镇静等作用。

四、验案举隅

廖某，男性，31岁，有痛风病史5年余，多次反复发作。本次无明显诱因，发作四天，影响活动，遂于2004年8月31日来我科就诊。刻诊：患者右足内外踝红肿热痛，局部肿胀甚，疼痛夜间尤甚，不能行走，食欲差，尿黄，口干，乏力，舌红，苔薄白腻，脉弦细数。检查血尿酸455μmol/L，血沉25mm/h，CRP 54.80mg/L，血白细胞 11.58×10^9/L。证属风湿热痹。治拟清热凉血，祛风泄浊止痛。

方药：生地30g，赤芍15g，丹皮10g，生石膏30g，黄柏10g，防风15g，白芷

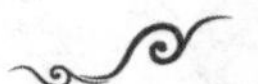

15g，灵仙20g，革薢20g，通草6g，玄胡12g，蜈蚣3条，生甘草3g，嘱口服苏打片，多饮水。

服药14剂后疼痛消失，红肿已去大半，能行走活动，纳可，苔薄白腻，脉弦细滑转薄白。治拟清热利湿泄浊，再服14剂后，右足内外踝红肿热痛消失，活动自如，纳可，二便调，苔脉如常，实验室检查正常。嘱其禁酒，低嘌呤饮食，多饮水，继服前药，巩固一个阶段，跟踪观察，至今未复发。

按：患者，男性，痛风反复。本次急性发作，关节红肿热痛，证属风湿热痹，治拟清热凉血，祛风泄浊止痛，加用蜈蚣虫类药加强通络止痛，生石膏、黄柏、丹皮清热凉血，革薢、通草利湿泄浊。全方配伍恰当，临床疗效较好，嘱患者生活饮食调摄，防止复发。

（韩善夯）

第六节　纤维肌痛综合征证治经验

纤维肌痛综合征以全身广泛性肌肉疼痛和触痛、睡眠障碍，晨僵以及疲劳为特征。其发病可能与神经代谢、内分泌异常及免疫紊乱等原因有关。主要影响30~60岁的患者，其中80%~90%为女性患者。本病的慢性疼痛和疲劳感，严重影响患者的生活质量和身心健康，导致劳动能力下降。目前西药尚无有效的治疗方法，因此探讨中医中药的治疗，为纤维肌痛综合征寻找一种新的有效方药是极有意义的工作。

一、该病与一般痹证不同，可称为“郁痹”

中医无纤维肌痛综合征的病名，但从其周身酸痛，夜寐不安，醒后疲乏，情志抑郁观之，多归于“痹证”、“郁证”、“失眠”等病范畴。金实教授观察纤维肌痛综合征之临床表现及病理机转，认为“七情内伤”在其发病中起重要作用。患者因情志不遂，忧郁伤神，神明受扰，复加外感风寒湿邪或扭挫劳损，痹阻经络，致气血郁滞，不通则痛，故发周身疼痛不适，故金实教授以“郁痹”之说为其名。

二、病因为情志内伤，风寒湿邪乘袭

金实教授认为“痹者，闭也，气血闭塞之谓也”，不独归于风寒湿邪，情志亦能致痹。《素问·五脏生成》有“心痹，思虑而心虚，故邪从之”的记载；《中脏经》首先提出“痹”与“七情”因素有关，如《中脏经·五痹》曰：“气痹者，愁忧喜怒过多”。纤维肌痛综合征的患者多因所欲不遂或生活劳倦，旧疾苦楚迁延难去等，愁苦忧思，伤于七情；情志不遂，忧郁伤神，心失所养，神失所藏，故见少寐

多梦，焦虑不宁，抑郁寡言；情志失调，肝气郁结，气机不畅，血行受阻，不能周流灌注全身，故见周身多处酸痛、触痛，肢乏倦怠。此外，情志内伤，气血失和，致营阴不能正常入于脉内，以和调于五脏，洒陈于六腑，卫气不能与之相谐，以致营卫失和，腠理不密，为外邪入侵创造了条件。

三、主要病机为心神不宁，经络气血郁滞

金实教授认为，纤维肌痛综合征诸证皆因七情内扰，营卫失调所致。营卫不谐，腠理不密，藩篱不固，若摄身不慎，易为风寒湿三气所袭；内伤七情，杂感六淫互为因果。观纤维肌痛综合征气血郁结不散之原由，一为七情之郁，内伤于七情，导致气机郁结，血行涩滞；二为外感之郁，六淫杂感，可痹阻经络，致气血郁滞不畅。由于内外之“郁”，导致气血郁结，脉络痹阻，发为“郁痹”。由“郁”致“痹”，“痹”痛苦楚，更使情绪抑郁，愁“郁”留连，“痹”久“郁”深，乃互为因果。“郁”久“痹”深，瘀结经隧，致使痛点固定，触按痛甚，病情迁延难愈。

总之，纤维肌痛综合征多由情志内伤，神明受扰，气血失调，营卫失和所致，是其内因，而外邪侵袭为发病的重要条件。内外合邪致气血郁滞，邪壅经络，痛久入络，瘀血痹阻。金实教授认为纤维肌痛综合征的病因为内伤七情，外感风寒湿邪，内邪伤于心神，外邪阻于经络是其病机关键，心神不宁，络脉痹阻为主要表现。

四、病证错杂，掌握特点，辨证围绕“郁”、“痹”

经云：“治病必求于本”。金实教授强调辨证时切不可为繁杂的症状干扰而失去中心，对纤维肌痛综合征必须围绕“郁”、“痹”的主症特点来辨证。胸闷胁胀，抑郁不舒为肝气郁；心悸不安，夜寐不宁为心气郁。全身广泛疼痛是纤维肌痛综合征病人均具有的普遍症状，疼痛遍布各处，尤以中轴骨骼（颈，胸腰椎，下背部）及肩胛线、骨盆带为常见；若肌痛伴灼热感为热，疼痛游走不定为风，疼痛剧烈，畏寒喜热为寒，肢酸肿胀，麻木不仁为湿，痛点固定局限，刺痛钝痛为瘀。

五、宁心安神、祛风止痛为治疗大法，设有纤痛方随证加减

金实教授指出纤维肌痛综合征的病变以“郁”、“痹”为主，治疗以宁心安神、祛风止痛为大法。从临床研究结果观之，纤维肌痛综合征病人疼痛、压痛点与其睡眠障碍、情绪异常、疲乏症状存在明显相关性。外邪阻于经络，内邪伤于心神是其病机关键。金实教授根据病机要点，研制消纤痛颗粒治疗纤维肌痛综合征，重在宁心安神，祛风止痛。方中酸枣仁甘平无毒，养阴宁心安神为君。防己苦辛寒，除风湿，止痛利水；徐长卿辛温，祛风止痛，两药合为臣药。

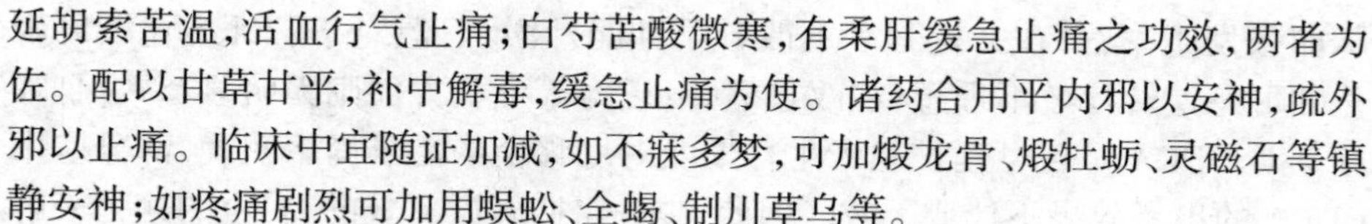

延胡索苦温，活血行气止痛；白芍苦酸微寒，有柔肝缓急止痛之功效，两者为佐。配以甘草甘平，补中解毒，缓急止痛为使。诸药合用平内邪以安神，疏外邪以止痛。临床中宜随证加减，如不寐多梦，可加煅龙骨、煅牡蛎、灵磁石等镇静安神；如疼痛剧烈可加用蜈蚣、全蝎、制川草乌等。

六、验案举隅

王某，女，38 岁，商场职工，初诊时间 2002 年 9 月 17 日。病史：患者周身疼痛 1 年多，曾在某西医院诊为纤维肌痛综合征，服用阿米替林、泼尼松、芬必得等西药治疗，初期症状一度好转，不日疼痛又较明显。就诊时：周身疼痛，以肩臂、胸腿部为著，有多个固定压痛点，疼痛影响生活，头昏，失眠，烦躁焦虑，记忆力减退，纳谷乏味，大便每日 1~3 次，或干或稀，苔薄微黄，舌有小紫点，脉细。病机：证属气血郁滞，风湿痹络，心神失宁。治拟疏调气血，祛风除湿，宁心安神，和络止痛，予消纤痛方加减。

方药：炒枣仁 30g，玄胡 20g，徐长卿 30g，汉防己 15g，白芍 30g，甘草 6g，服药 2 个月后身痛、失眠均有好转，持续用药半年多，症状基本消失。

按：纤维肌痛综合征临床表现为肌肉、关节、骨骼多处疼痛僵硬，广泛压痛，睡眠障碍，疲劳压抑等，较严重影响患者身心健康。本病临床并不少见。本方以酸枣仁养阴宁心安神为君；配防己祛风除湿，利水止痛，并徐长卿祛风活血止痛为臣；佐以玄胡活血行气止痛、白芍柔肝缓急止痛，共奏祛风通络，宁心安神，宣痹止痛之功。本病发病与神经、内分泌、免疫紊乱相关，病程迁延反复，治疗必须耐心持久，收效后还要巩固半年以上，不可断然停药。

（韩善夯）

第七节　原发性胆汁性肝硬化证治经验

原发性胆汁性肝硬化（primary biliary cirrhosis，PBC）是一种以胆汁淤积为特征的肝脏疾病，病情呈慢性进展性。其病理改变主要以肝内细小胆管的慢性非化脓性破坏、汇管区炎症、慢性胆汁淤积、肝纤维化为特征，最终发展为肝硬化和肝衰竭。目前西医对原发性胆汁性肝硬化的治疗仍无确切且有效的药物，尤其疾病进展至中晚期，出现肝硬化失代偿，治疗更是一个棘手的问题。PBC 属于自身免疫病范畴，但目前对于激素、免疫抑制剂的治疗效果尚不明确，存在争议，且有较多不良反应，一般不考虑作为治疗本病的药物。熊去氧胆酸（ursodeoxycholic acid，UDCA）是目前美国食品和药品管理局（FDA）唯一公认的首选药物，临床及实验研究证明早期用药可预防组织学进展、减低静

脉曲张发生率，可在一定程度上改善早期胆汁淤积，但对于肝纤维化及肝硬化的形态逆转疗效不理想，在改善瘙痒、乏力等症状方面则无明显疗效；且临床上对 UDCA 是否可延长患者生存期及对肝移植的需求尚不明确，部分应用 UDCA 的患者效果不佳或无效。因此寻求一种新的、有效的、安全的途径来解决这一问题迫在眉睫。

一、原发性胆汁性肝硬化研究现状

（一）病因及发病机制

现代医学对 PBC 的病因研究主要集中于遗传易感性和环境因素（主要是化学和病原体）方面。认为其发病机制是在遗传易感性背景条件下，机体对自身抗原的免疫耐受性被打破，胆管上皮细胞受到免疫系统的攻击发生炎症坏死，进而导致肝内胆汁淤积，淤积的疏水性胆汁酸可造成胆管上皮细胞及肝实质细胞的破坏（凋亡或坏死），进一步加重胆汁淤积，如此恶性循环，逐渐导致肝纤维化并最终形成肝硬化。

（二）诊断标准

1. 2000 年美国肝病学会（AASLD）PBC 诊断建议：

（1）血清碱磷酶等反映胆汁淤积的生化指标升高；

（2）B 超或胆管造影检查提示胆管细胞（胆道系统）正常；

（3）血清 AMA 和（或）M-2 亚型阳性，如果患者 AMA 高滴度阳性（1∶40），并存在典型症状及生化异常，不需做肝穿，即可诊断 PBC；

（4）如果血清 AMA/AMA-M 2 阴性，则需要活检病理学符合 PBC 的改变。

2. 2009 年 AASLD 发表的 PBC 诊断指南建议：

（1）胆汁淤积的生化学证据主要基于 ALP 升高；

（2）血清 AMA/AMA-M2 检测阳性；

（3）非化脓性破坏性胆管炎及小叶间胆管破坏的组织病理学证据。

符合上述三项中的两项即可确诊 PBC。

2009 年的诊断指南剔除了用 B 超或胆管造影排除胆道疾病这一条，认为只要符合生化、抗体或活检三者之中 2 条，即可确诊。

（三）西医药治疗

1. 熊去氧胆酸（UDCA） UDCA 是美国食品和药品管理局（FDA）唯一批准用于治疗 PBC 的药物，2009 年美国、欧洲肝脏病学会诊疗指南[1,2]都推荐用 UDCA 治疗 PBC，推荐剂量：13～15mg/（kg·d），分次或一次顿服，应长期乃至终身服用。多个荟萃分析结果表明 UDCA 治疗 PBC 改善患者的生化指标作用明确，可显著地降低相关生化指标的水平，同时降低 AMA 及 IgM 水平。但其治疗 PBC 延缓病程进展的作用有争议。

2. 糖皮质激素　2009 年 EASL（欧洲肝病学会）指南推荐：无肝硬化（即组织学分期Ⅰ~Ⅲ期）者可予 UDCA 联合布地奈德（6~9mg/d）治疗。但运用布地奈德治疗有并发骨质疏松可能，肝硬化患者服用后，可能发生门静脉血栓。

3. 免疫抑制剂　本病是一种自身免疫性疾病，故部分临床研究选用免疫抑制剂治疗本病，但疗效尚不十分确定，循证医学证据尚不充分，长期应用存在副作用，不推荐为治疗 PBC 的首选药物。

4. 其他药物　可能有效的其他药物：非甾体类抗炎药舒林酸（sulindac）、白三烯拮抗剂普仑司特（pranlukast）、抗病毒药物拉米夫定（lamivudine）和齐多夫定（zidovudine）等，但均为小样本研究，随访时间短，缺乏充分依据，有待进一步研究。

5. 肝移植　对于晚期 PBC 患者，肝移植是唯一有效方法。判断肝移植的最佳时机，国内用 MELD 评分，国外多用 Mayo 危险评分。Mayo 模型积分等于 7.8 为最佳时期，超过此值则术后死亡率明显增加。患者肝移植后生存率一年、五年者分别为 90% 和 80%，生活质量提高。但肝移植仍存在费用高的缺点，及术后复发、自身排异反应等多种风险。

（四）中医学对 PBC 研究现况

PBC 的病名在历代中医古籍并未见之。PBC 的临床表现较复杂，不能单纯的归属于某一特定中医病证，目前依据 PBC 临床发展的不同阶段及其表现的主要症状，分属于中医学"胁痛"、"黄疸"、"臌胀"、"积聚"、"水肿"、"风瘙痒"、"虚劳"等范畴。

古代医家对本病病因病机的认识不一，概括起来主要是：病理性质总属本虚标实，肝脾肾功能失调、气血阴阳亏虚为致病之本，湿、热、瘀、毒属实；病变脏腑以肝、胆为主，脾、胃、肾等亦可受累。现代中医学者对本病认识逐步深入，认识到湿、热、瘀等邪蕴结肝胆，终致胆汁不循常道，肝胆络脉阻滞，此为本病发生的关键病机，强调瘀血在 PBC 发病中的重要性，疾病终末期出现肝硬化与瘀血内结相关，认为本病是一种虚实夹杂的复杂证候，后期多有气血阴阳等正气亏虚之病机。

目前对于 PBC 的治疗主要包括单纯中医辨证治疗、基础方加减结合西医治疗、中医辨证结合西医治疗三个方面。临床单纯西医治疗存在局限性，往往治疗效果不佳；而中西医结合治疗在降低生化指标、改善患者症状、提高其生活质量多方面存在优势，故临床多以中西医结合治疗为主。

二、原发性胆汁性肝硬化证治经验

金实教授任教行医数十载，学验俱丰，尤其对风湿免疫疾病及肝胆疾病有颇为丰富的诊治经验，在大量的临床实践中运用中医药治疗 PBC 的效果显著，兹将金实教授对 PBC 的证治经验，浅析如下：

（一）脏腑气血失调为基础，外感内伤引发本病

金实教授认为 PBC 的临床症状虽与病毒性肝炎极为相似，但本病不同于病毒性肝炎，后者以外感湿热毒邪为主因。PBC 病程较长，以中年女性多见，患者多存在遗传易感性及自身免疫异常。从中医角度分析，患者多存在先天禀赋不足，或久病耗伤正气，脏腑气血阴阳失调，尤其是中年女性，机体多处于阴阳失衡，肝肾精血暗耗的状态，在此基础上，加之外感湿热之邪、内伤劳倦、情志不遂或饮食不当等终致本病发生。

（二）正气亏虚为根本，湿热瘀滞、胆络失和为基本病机

金实教授认为 PBC 禀赋不足、久病伤正为其独特病因，故正气亏虚、脏腑失调是本病发生、发展的根本。早在《素问》中已提及“正气存内，邪不可干”，“邪之所凑，其气必虚”。患者禀赋不足，脏腑气血失调，湿热之邪侵犯肝胆，郁滞肝胆络脉，则肝失疏泄，胆络失和，胆汁运行不畅，泛溢肌肤则见黄疸、皮肤瘙痒；肝气阻滞，脾失健运，湿邪内生，湿阻气滞则胁部不适；气能行血，气虚或气滞，均可致血行减慢，瘀而不畅，易阻遏气机，进一步加重气滞瘀滞，遂瘀血渐生，终致瘀血内结、胆汁淤积，进一步发展出现癥积，即 PBC 晚期出现的肝硬化表现。正如《张氏医通》云：“以诸黄虽多湿热，然经脉久病，不无瘀血阻滞也。”气滞、湿热、血瘀阻滞肝胆络脉，不通则痛，而致胁痛；已有肾精亏虚，加之久病正气耗伤，肝肾阴虚，精亏血少，则肝胆络脉失养，不荣则痛，出现胁痛隐隐，伴乏力倦怠等症状；肝肾精血不足，皮肤筋骨失去濡养，故患者多有皮肤瘙痒、骨节疼痛、腰膝酸软；因湿性黏滞，胶固病邪，邪恋难去，故湿邪为病，病情复杂，缠绵时日；病久则湿热瘀血伤肝，亦可耗伤正气。正虚与邪实二者相互影响，互为因果，疾病最终发展为本虚标实、虚实夹杂之证候。

（三）分阶段治疗，利胆和络为治疗大法，贯穿始终

1. 初期予以清、疏、化，后期擅用运、补　金实教授将 PBC 临床治疗分为初期、后期两个阶段。初期病机关键为胆汁淤积，胆络失和，此期邪实盛而正虚不著，多属标实，急则治其标。针对此，金实教授提出利胆和络的治疗大法。利胆和络具体表现为“清、疏、化”三法。清，即清热利湿、清泻肝胆，用药常选山栀、黄芩、茵陈、大黄、连翘、车前草等；疏，即疏肝理气，利胆和络，肝主疏泄，喜条达恶抑郁，胆为“中精之府”，胆汁来源于肝，赖肝气疏泄而行，故舒畅肝胆之气机尤为重要，用药多选炒柴胡、制香附、青皮、木香等；化，即化瘀和络、化湿和胃，用药可选赤芍、丹参、三七、苍术、厚朴、砂仁等。临床辨证灵活选用此三法，以达流气和络之功，使肝胆络脉通畅，从而使邪有出路，终使疾病向愈。

本病原有先天正气不足，病至后期，或邪气未祛、正气已耗，或邪已渐祛、正气亦耗，此期正虚为本，邪实不著，故缓则治其本，兼顾祛邪。后期肝脾肾亏

虚，气血不足，当兼顾肝肾精血，同时不忘利胆和络，扶正祛邪，扶正使正气加强，利于机体抗御和祛除病邪，正胜于邪则病退，疾病向愈。扶正金实教授擅用“运、补”二法。运，即健运脾胃，脾虚失健则运化失常，湿邪内生，故当健脾以化湿。药用太子参、白术、芡实、茯苓、山药、黄芪、陈皮等。运脾者，燥湿谓之，即芳香化湿、燥能胜湿之意，临床多用苍术、厚朴、藿香、白豆蔻等。临床健、运二法当灵活运用，则脾胃健运，湿邪得去，气机流畅。补，即养血柔肝，滋阴益肾。金实教授认为本病当平补清补，此法多适用于病后湿热之邪留恋，肝肾精血亏虚者，常用生地、女贞子、枸杞子、麦冬、五味子、当归、白芍等补肾养阴柔肝之品。

2. 选药避免过用苦寒、壅补恋邪　PBC 非毒邪致病，金实教授强调不可过用清热解毒的苦寒之品，一则 PBC 与病毒性肝炎表现类似，均有黄疸、胁痛等相似症状，但根本病机不同；二则苦寒多败胃，本病患者多有肝胃不和，胃脘不舒，过用苦寒药物可加重其症状。金实教授亦指出，本病后期用运、补二法时，需警惕误补蛮补，壅滞恋邪，碍脾伤胃，往往导致邪气留恋、正气更伤，闭门留寇则变证接踵而至。

3. 当牢记利胆和络，用药提倡轻灵活泼　临床施治利胆和络乃治疗大法，金实教授强调此法需贯穿疾病之始末。本病重在调，调养络脉，调补肝肾，用药不宜过重，选药宜轻灵平和、不热不燥、补而不滞之品。同时据邪正盛衰、疾病久新，辨证运用“疏、清、化、运、补”此五法，选用恰当药物，最终达到邪去正复，胆络通畅，疾病渐愈之目的。

4. 利胆和络方为基础，随症加减　金实教授根据 PBC 湿热瘀滞、胆络失和的病机，以自拟利胆和络方为基础方进行治疗，主要药物组成：赤芍、姜黄、郁金、枳壳、金钱草、黄芩、甘草等。其中赤芍、姜黄、郁金为君药，具有活血利胆通络作用；金钱草、黄芩为臣药，功效是清热化湿，利胆和络；枳壳为佐药，以疏肝行气利胆和络；甘草为使药，调和诸药。另外，金实教授也十分强调随症加减，指出胁肋胀痛，痞闷腹胀明显者，加柴胡、香附；胁肋刺痛，痛有定处，面色晦黯，舌质紫黯者，加丹参、三七粉；黄色鲜明，湿热之象明显者，加茵陈、山栀；胁肋隐痛，腰膝酸软者，加女贞子、枸杞子；黄色晦黯，头重身困，恶心呕吐者，加苍术、白术；畏寒肢冷，腰膝少腹冷痛者，加干姜、制附片。

（四）病案举例

案一：李某，女，49 岁，2012.06.02 就诊。

病史：自诉 2011.05 因出现黄疸，至当地医院住院查甲、乙、丙肝等病毒均阴性，肝功能异常。后查 ANA 500U/ml。ANA 抗体谱：抗着丝点抗体（+）、抗 Ro-52（+）；AMA 2 型（+）。确诊 PBC。已服用熊去氧胆酸（优思弗）0.25g，每日 3 次、水飞蓟素片（利加隆）140mg，每日 3 次，共 1 年，肝功能仍有波动。

2012.06.01 查肝功能：AST 60U/L，ALT 52U/L，ALP 173U/L，γ-GT 243U/L，TB 44.2μmol/L，DB 17.9μmol/L。就诊时：目黄、身黄、尿黄，乏力明显，胁肋偶有隐痛，胃纳差，无口眼干涩、皮肤瘙痒及恶心呕吐，便干难下，苔黄腻，舌淡紫，脉细弦。

西医诊断：原发性胆汁性肝硬化

中医诊断：黄疸

辨证：肝脾失调，湿热瘀滞，胆络失和

治则：疏肝运脾，清利湿热，利胆和络

处方：利胆和络方加减，配合熊去氧胆酸、水飞蓟素片

方药：赤芍 15g　片姜黄 10g　郁金 15g　金钱草 30g　黄芩 15g　连翘 15g　茵陈 30g　炒柴胡 6g　枳壳 10g　栀子 10g　制大黄 5g　甘草 5g

原方加减，服药 3 个月后，尿黄好转，乏力不显，大便通畅，略有嘈杂、腹胀，苔薄微黄，舌淡，脉细弦。复查肝功能：AST 53U/L，ALT 47U/L，ALP 128U/L，γ-GT 216U/L，TB 33μmol/L，DB 15.8μmol/L。原方加苏梗 10g、白术 10g、法半夏 10g、白豆蔻（后下）5g。药后 2 周，腹胀及嘈杂感改善显著，二便正常，无其他不适，苔脉如前。1 个月后，复查肝功能：AST 50U/L，ALT 45U/L，ALP 79U/L，γ-GT 95U/L，TB 29.4μmol/L，DB 10.8μmol/L。患者至今尚在治疗观察中，2013 年底肝功能除 γ-GT 64U/L 外，余均在正常范围。

按：患者身目俱黄、尿黄，乏力，结合其苔脉，中医属黄疸范畴，辨证当属肝脾失调，湿热瘀滞，胆络失和。方用自拟利胆和络方作为基本方加减。考虑患者肝胆湿热之象明显，故加用柴胡、黄芩、栀子、连翘等清热利湿兼疏肝理气。本例患者 AST 和 ALT 升高不明显，主要以胆道酶及胆红素升高为主，故在用药时重用赤芍、郁金、姜黄等活血化瘀、利胆通络之品，经治疗一段时间后胆红素及胆道酶均有明显下降。该患者已服用西药优思弗等较长时间，效果不甚理想，且自诉乏力、胁痛、纳差等症状基本无改善，生活质量受到影响，故在原有治疗基础上配合自拟利胆和络方加减治疗，不但实验室指标下降，且临床症状改善明显，患者坚持服用中药半年后，基本无特殊不适症状，肝功能指标基本降至正常且保持稳定。故在西医治疗效果不佳的情况下，配合中医药治疗在改善患者症状及降胆道酶方面有较大优势。

案二：曹某，女，47 岁，2011.06 就诊。

病史：患者乏力，肝功异常 5 年。近 2 年反复住院治疗后确诊为 PBC。2011.06.07 检查：ALT 88.4U/L，AST 145.6U/L，γ-GT 358U/L，ALP 486U/L，TB 30.4μmol/L，DB 13.6μmol/L，二对半抗 -HBS（+），AMA 2 型（+），IgM 0.9g/L，血常规 WBC3.92 × 10^9/L，肝组织活检示 PBC。长期使用优思弗 0.25g，每日 3 次，易善复 228mg，每日 3 次，甘草酸二铵 150mg，每日 3 次，西利宾胺 0.2g，每日 3 次，

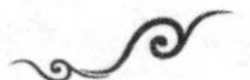

茵栀黄口服液1支，每日3次。就诊时：右胁下积块，隐痛，乏力，口干，皮肤瘙痒，上腹时有疼痛，纳少，小便黄，苔薄黄舌红略有紫气，脉细。

西医诊断：原发性胆汁性肝硬化

中医诊断：积证

辨证：肝脾亏虚，湿阻瘀滞，胆络不畅

治则：先予疏肝健脾，利胆清化，后以利胆疏肝，养阴和中

处方：利胆和络方加减，配合熊去氧胆酸、甘草酸二铵

方药：赤芍15g　郁金10g　姜黄10g　金钱草30g　炒柴胡8g　黄芩15g　车前草30g　连翘15g　陈皮10g　枳壳10g　砂仁5g（后下）　蒲公英15g　茵陈15g　苏梗10g　丹参30g　炙甘草5g

2011-09-10 上方加减两个月，乏力、皮肤瘙痒感减轻，尿黄好转，食后仍时有腹胀，口干，苔薄黄少，舌黯红脉细弦。复查：ALT 27U/L，AST 80U/L，γ-GT 186U/L，ALP 282U/L，TB 24.3μmol/L，DB 8.5μmol/L，IgG 18.9g/L。转以养阴和中，利胆疏肝为主治疗。

方药：麦冬15g　枸杞12g　女贞子15g　南北沙参各15g　炒柴胡6g　枳壳10g　陈皮10g　厚朴10g　郁金10g　姜黄10g　赤芍12g　青风藤20g　黄芩15g　连翘15g　炙甘草6g

2012-01-15 复查肝肾功能复常，ALT 30U/L，AST 40U/L，IgM 下降为0.84g/L，IgG 下降为17.6g/L，WBC 由 3.4×10^9/L 上升为 4.09×10^9/L。随诊继续中药为主治疗半个月，西药逐渐减少，症状改善，血检基本正常。

按：该患者病程较长，久病伤正，久病入络，病性当属本虚标实，虚实夹杂。病机特点为肝脾肾亏虚，湿阻瘀滞，胆络不畅。考虑到患者皮肤瘙痒、尿黄等湿热之象仍较重，且肝功能异常明显，肝酶和胆道酶均持续居高不下，故先予疏肝健脾，利胆清化，兼以活血为主治疗，选用柴胡、枳壳、苏梗、砂仁、陈皮疏肝健脾，行气利胆和络；金钱草、黄芩、连翘、蒲公英、茵陈清热化湿，利胆和络；赤芍、姜黄、郁金、丹参活血利胆通络。待湿热渐退，再转以养阴和中，利胆疏肝法治疗，但需警惕蛮补恋邪，碍脾伤胃，故未选择熟地、山萸肉等滋腻之品，而选用麦冬、枸杞、女贞子、沙参等补肾养阴柔肝平补、清补之品配以利胆疏肝的药物。经过上述治疗，患者不适症状明显缓解，肝酶复常，胆道酶明显下降。可见PBC病性虽多以本虚标实、虚实夹杂为主，但有实多虚少，虚多实少之分，治疗当根据患者具体情况分阶段治疗，方可获良效。

参考文献

[1] Lindor KD, Gershwin ME, Poupon R, et al. AASLD practice guidelines: primary biliary

cirrhosis [J]. Hepatology,2009,50(1):291-308.
[2] European Association for the Study of the Liver. EASL clinical practice guidelines: management of cholestatic liver diseases [J]. J Hepatol,2009,51(2):237-267.

(何晓瑾)

第八节　风湿免疫疾病从络论治经验谈

金实教授20世纪80年代起即指导研究生开展风湿免疫疾病从络论治的研究,具有丰富的临床经验,以下从几个方面加以阐述。

一、何谓络脉

络脉理论是中医基础理论的重要内容,《内经》首次提出"络脉"的名称,《灵枢·经脉》云:"经脉者伏行于分肉之间,深而不见……诸脉之浮而常见者,皆络脉也。"又云"支而横者为络,络之别者为孙"。《内经》建立了经络学说,该书对络脉的生理病理及治疗进行了初步论述。东汉《伤寒杂病论》把经络学说应用于外感热病,创立六经辨证,设大黄䗪虫丸、鳖甲煎丸、旋覆花汤等化瘀通络名方。清代温病学派创卫气营血辨证,提出"久病入络""久痛入络"之说,把通络方药广泛应用于中风、胁痛、痹证等内伤杂病,现代中医把络病学说进一步深化、推广,其中吴以岭院士主编《络病学》专著,该书认为"络脉作为从经脉支横别出,逐层细分、遍布全身的网络系统,把经脉通道中纵性运行的气血横向弥散渗灌到脏腑组织,足以维持人体生命活动和保持人体内环境稳定的网状结构"。其对络病学说的发展做出重大贡献。

金实教授开展络病学说在肝病及风湿免疫疾病中的应用研究30年,他认为历代医籍治络多从血络论治,有一定局限,近代医家逐渐有所厘清。络脉其实是人体气血津液的微小通道,也是邪气入侵的径路,并且还是邪气滞留、化生、蕴积、伐害的处所,络病是人体脏腑气血津液疾病重要的病理基础,必须加以重视。

二、风湿免疫疾病络病的特点

不同风湿免疫疾病络病有不同病理特点及不同临床表现,类风湿关节炎、强直性脊柱炎、骨关节炎等病证大多归属中医痹证范畴。痹证是由于风寒湿热等外邪侵袭人体,闭阻经络,气血运行不畅所导致的,并以肌肉、筋骨、关节发生酸痛、麻木、重着、屈伸不利,甚或关节肿大灼热等为主要临床表现的病证。《诸病源候论·风痹候》说"痹者,风寒湿三气杂至,合而成痹,其状肌肉顽厚,或疼痛,由人体虚,腠理开,故受风邪也。”其中“风湿痹候”又说:“风湿痹由血气虚,则受风湿,而成此病。”痹证的病因病机与络脉理论密切相关,络脉是气血津液运行的通路,也是病邪侵袭人体的通道,在素体虚弱,正气不足,脏腑失调的基础上,风寒湿热之邪乘虚侵袭,或劳累过度感受外邪诱发,风寒湿热痰瘀痹阻,络脉滞涩不通,疼痛由是而作。针对历代“久病入络”之说,近代医家认为新病络脉亦有病变,即所谓“新病入络”之说。痹证日久容易出现以下三种病理变化:一是风寒湿痹或热痹日久不愈,气血运行不畅日甚,瘀血痰浊痹阻络脉,出现皮肤瘀斑、关节周围结节等症;二是病久使气血伤耗,呈现不同程度的络虚症候;三是痹证日久,复感于邪,病邪由经络而病及脏络腑络,出现脏腑痹的证候。痹证的治疗特点是蠲痹通络,即祛除风寒湿热痰瘀等邪气,以通络止痛;虚证则补益气血,充养络脉,以达到络畅痛止的目的。

干燥综合征是外分泌腺体为主的免疫性疾病,金实教授20世纪80年代即指导研究生从事干燥综合征从络论治的研究,认为唾液腺、泪腺、腮腺等外分泌腺体是上焦布散气血津液的通道,均属肺络范畴。外感风热燥毒等邪,或情志劳欲,饮食辛辣燥热,或禀赋不足,脏腑阴阳失调,均可导致燥热瘀积,阴津受损,肺络滞涩,津液不布,从而出现口干眼干,口腔溃疡,腮腺肿痛等临床表现。燥证既可表现为邪热瘀毒蕴积的实证,亦可表现为肺胃肾阴虚津亏,络道失养,因虚而滞,呈现阴虚络滞证,日久还可表现为气虚、阳虚,津液无以生化布散之证。干燥综合征的治疗特点是滋阴生津,宣肺通络。滋阴生津以润燥,兼有阳气虚弱则加补气温阳;宣畅肺气可畅通津液络道以布散津液,通络可祛除痰湿瘀热邪气达到津液流行畅达;滋阴生津治燥之本,布津通络治燥之标,标本同治,多可收到良好效果。

强直性脊柱炎是一种以骶髂关节与脊柱慢性炎症为主的周身性自身免疫疾病,其病理变化特征为肌腱附着点炎症,其病变与正虚络空密切相关。气血旺盛,络脉充盈,则难以为疾;若正虚络空,风寒湿热等邪气乘袭,络脉涩滞,骨痹生矣。若先天脏腑气血不足或后天起居调养不当,以致正虚络空,外邪乘袭,身躯冷痹不仁,络脉气机不宣,阴寒痰浊、郁热、瘀血内生,督脉络道气血涩滞,不通则痛,则脊椎腰膝僵硬疼痛,由是而作。络脉既是气血津液的通道,又是邪气瘀积的病所。强直性脊柱炎随着病情发展,局部病变累及全身络脉;反之络脉病变亦可使其症状加重。强直性脊柱炎病变过程中,风寒湿热痰瘀等,邪入脏腑,痹阻络脉,胶固凝结,治疗拟祛邪通络,根据邪气的不同采用不同的治法,如祛风散寒通络、化痰祛瘀通络等,常用橘核、玄胡、细辛、桂枝、全蝎等。金实教授认为强直性脊柱炎症状表现背脊僵硬、疼痛,是因精血不足、筋失濡润、血行不通,正虚络空贯穿疾病始终,治疗以养血通络为主,辅以活血。肝藏血主筋,肾藏精主骨,精血同源,血足则精气充裕,肝肾强健;血旺精生、筋荣、髓养、骨壮，则骨痹自愈。金实教授养血活血通络，常用归、芍、地、芎之四物，尤其擅用大剂白芍、地黄。

原发性胆汁性肝硬化是肝内微胆管病变以胆汁瘀积为特点的一种自身免疫性疾病。肝络郁滞为病机之关键，胆络瘀滞为病理特点，指出：湿、毒、郁、瘀、痰是本病之标，脏腑气血失调是本病之本，肝胆络滞是病机的中转环节，治疗以利胆和络法为主。"利胆和络"指运用疏理肝气、通利胆络，祛除湿、热、瘀、毒等邪气，以保持肝胆气血津液通畅。本病治疗重在通，而不在补，用药重轻灵活泼，忌寒遏壅补。

系统性红斑狼疮临床表现为多系统损害，如皮损、血管炎、关节痛、浆膜腔积液等，金实教授强调本病的主要病因病机是肾虚瘀毒，且肾虚瘀毒贯穿于疾病过程的始终，其创立"补肾化毒"治法，并以此法贯穿于治疗过程的始终。补肾以扶正，清湿热化瘀毒以祛邪和络，具体包括清热化湿、凉血解毒、养血活血、化斑通络等法，在补肾化毒的基础上，随证配合清肺、健脾、柔肝、养心、逐饮等治法。

硬皮病是一种以皮肤炎性、变性、增厚和纤维化进而硬化和萎缩为特征的结缔组织病。认为皮毛为肺所主，其发病多与肺络痹阻有关，治疗立补肺清瘀通络之法，认为硬皮病早、中期的主要特点为肺气虚弱，瘀血内阻，治疗用药选用补益肺气，清瘀通络功效的中药。

三、风湿免疫疾病络病治法方药

络脉是病邪入侵的通道，又是人体卫外的屏障，同时病邪日久而入络，甚至入脏腑之络而成脏腑痹。痹证的治疗从络论治探讨很多，治疗原则不外乎通络止痛，后世医家多有发挥，现代研究亦有很多，但尚有很多疑难问题需待解决。金实教授结合多年临床研究，总结痹证从络论治用药规律，有助于拓宽临床思路，提高临床疗效，总结如下：

（一）祛风除湿通络

风湿痹阻致络脉滞涩不通，气血运行不畅，不通则痛，阻滞肌肉关节筋脉发而为痹。风性善行数变，湿性重浊，黏滞不去，证见肢体关节重着，酸痛，或肿胀，痛有定处或游走不定，手足沉重，活动不便，肌肤麻木不仁，苔白腻，脉濡缓，当用祛风除湿通络之药，如防风、防己、白芷、独活、木瓜、秦艽、伸筋草等。

（二）祛风散寒通络

风寒之邪痹阻络脉，多因外感所致，寒性疼痛，遇热痛减，证见肢体关节疼痛较剧，得热痛减，遇寒痛增，局部皮色不红，触之不热，恶寒无汗，舌淡，苔薄白，脉弦紧。药用麻黄、桂枝、细辛、薄荷等发散风寒；微微汗出，寒重者，辛温通络；药用制川草乌、附子、白花蛇、干姜、高良姜等；痛甚者可加入徐长卿、玄

胡、马钱子镇痛。

（三）祛风清热除湿通络

多见于风湿热邪痹阻络脉，湿性重浊，黏滞不去，热邪痹阻络脉，局部灼热感，遇寒痛减，证见肢体关节重着，酸痛，或肿胀，痛有定处，手足沉重，活动不便，肌肤麻木不仁，关节局部灼热，红肿热痛，遇寒痛减，得热痛剧，舌红苔黄腻，脉濡数。当用祛风清热除湿之药，如防风、防己、白芷、独活、木瓜、秦艽、伸筋草、知母、忍冬藤、生石膏等。

（四）清热凉血通络

热入血络，证见肢体关节疼痛，局部灼热红肿，得冷稍舒，痛不可触，皮肤红斑，多兼发热、恶风、口渴、烦闷不安等全身症状，苔黄腻，脉滑数，予清热凉血，通络止痛。药用知母、黄柏、地龙、生石膏、山栀、丹皮、银花、水牛角等。

（五）宣肺布津通络

多见于干燥综合征肺不布津，津液输布滞涩，络脉失荣，脏腑器官失养，证见口干，眼干，腮腺肿大，口腔溃疡，大便干结，皮肤干燥，舌红少苔或无苔，脉细数涩。药用桔梗、紫菀、南北沙参、天麦冬、生地、乌梅、密蒙花、赤芍、路路通等。

（六）宣肺温阳通络

多见于硬皮病、雷诺氏病，风寒湿等邪气侵袭皮腠络脉，主要临床表现为皮肤麻木不仁，肤紧发硬，不能捏起，皮肤色素沉着，关节活动不利，肢端发白、发绀，周身皮肤硬化，指（趾）端青紫，舌质瘀斑或紫黯，脉细涩。药用党参、黄芪、山药、制附片、细辛、当归、紫丹参、丹皮、桃仁、红花、桔梗、凌霄花等。

（七）利胆疏肝通络

多见于自身免疫性肝炎、胆汁性肝硬化，乃肝胆络滞，瘀涩不畅，主要临床表现有：胁痛，胸胁苦满，黄疸，面色晦黯，嗳气呃逆，不欲饮食，舌质黯红或有瘀斑，脉弦而细涩。根据湿、毒、郁、瘀、痰标实之不同，阴阳气血本虚之异，采用疏、清、化、运、补为具体治法。“疏”即指疏肝解郁，金实教授喜用小柴胡汤，使肝木条达。柴胡性温升散，长期使用时，用量宜小，以防劫伤肝阴。“清”即指清热解毒、清肝泻火、清热凉血、清热燥湿，金实教授强调清热解毒不可过于苦寒，善用夏枯草、丹皮、焦山栀、垂盆草、山豆根、连翘、蒲公英、生地、黄芩之属。“化”指芳香化湿、淡渗利湿、活血化瘀，金实教授喜用白蔻、藿香、金钱草、石菖蒲等芳化湿浊之品，慎用苍术、黄柏等苦寒燥湿之属，针对胆络而言，活血化瘀方面金实教授喜用郁金、姜黄、赤芍、丹参、芍药。“运”指健脾助运，证见湿重苔腻，金实教授喜加用苍术、白术、砂仁、泽泻、枳壳、厚朴等以行气运脾化湿，利胆和络。“补”指调养肝脾，肝病郁久，木失濡润，症见胁痛隐隐，有时胀痛，头目昏眩等，金实教授喜用芍药甘草汤，取芍药、甘草酸甘化阴，直入肝脏，补其虚而制其火，用南北沙参、天麦冬、生地、白术、山药、太子参等甘淡之品调养肝脾，若肝肾亏虚，病程较长者，加入女贞子、枸杞子、鳖甲等以柔肝益肾。

（八）温阳祛寒通络

阳虚寒凝血络，络脉涩滞，证见恶寒怕冷，关节冷痛，遇寒痛增，喜热恶寒，关节屈伸不利，舌淡苔白，脉弦紧，药用肉桂、干姜、制附片、桂枝、制川草乌、黄芪等。

（九）补气顺气通络

气虚血行不畅，血滞脉络瘀涩，证见全身乏力，动则气喘汗出，心悸等。气为血之帅，治以补气行血，药用黄芪、枳实、太子参、厚朴、香附、当归、白术、山药等。亦可用于强直性脊柱炎的治疗，拟活血散结通络，药用橘核、橘络、乌药、玄胡、徐长卿、当归、川芎等。

（十）养血柔筋通络

肝主筋，肝血不足，筋络失养，症见面色淡白，全身乏力，肌肉瘦削，肢体拘挛作痛，心悸气短，肢体关节隐痛绵绵，舌淡苔白，脉细弱。药用白芍、当归、川芎、生熟地、赤芍、阿胶、木瓜、苡仁、伸筋草、甘草等。

（十一）活血化瘀通络

见于痹证日久络脉瘀阻，即络脉血液瘀滞，血行不畅所表现的一类证候。证见肢体关节刺痛，固定不移，瘀斑瘀点，关节肿大畸形、僵硬，屈伸不利，舌质紫黯，舌下脉络瘀滞，脉涩。药用桃仁、红花、三七、地鳖虫、川芎、丹参、水蛭、干地龙、归尾、泽兰等。

（十二）补肾益督通络

多见于强直性脊柱炎肾虚督空，证见：腰痛隐隐，腰膝酸软，肢体关节隐痛，劳累加重，气短乏力，舌淡，苔薄少，脉弱。药用生熟地、骨碎补、鹿角胶、杜仲、牛膝、桑寄生、鹿角片、补骨脂、肉苁蓉等。

（十三）填精补元养络

气血津液之渗化失常，络道失养。《素问·阴阳应象大论》云："形不足者，温之以气；精不足者，补之以味。"血肉有情之物，皆通灵含秀，善于培植人身之生气，如鹿茸、龟版、紫河车、猪脊髓、羊肾之属。大概以髓填髓、以脏补脏、用阳气生发之物以壮阳气、至阴聚秀之物以补阴精，如鹿茸可壮督脉之阳，龟版能通任脉，紫河车擅补元海。故叶天士有云："余以柔济阳药，通奇经不滞，且血肉有情，栽培身内之精血，但王道无近功，多用自有益。"

（十四）虫类搜风剔络

络病之初，多属气机失调，可以草木类药物加以调理，而病久血伤入络，凝痰败瘀，混处络中，非表非里，非草本类药物之攻逐可以获效，亦非一般汗、吐、下之攻法可以奏效。为此，张仲景首创了虫类搜剔通络法，借虫类蠕动之力和

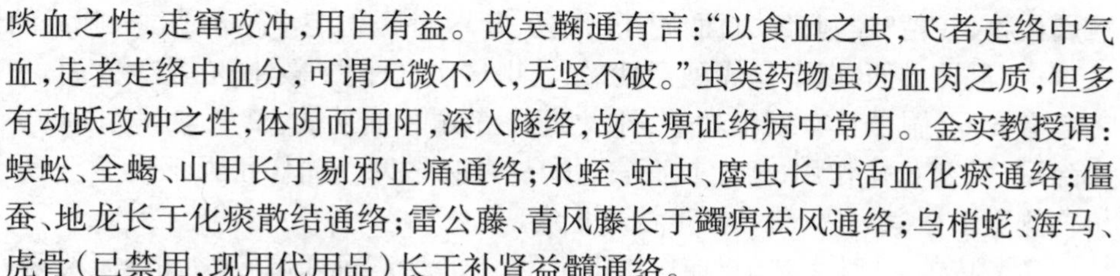

啖血之性，走窜攻冲，用自有益。故吴鞠通有言："以食血之虫，飞者走络中气血，走者走络中血分，可谓无微不入，无坚不破。"虫类药物虽为血肉之质，但多有动跃攻冲之性，体阴而用阳，深入隧络，故在痹证络病中常用。金实教授谓：蜈蚣、全蝎、山甲长于剔邪止痛通络；水蛭、虻虫、䗪虫长于活血化瘀通络；僵蚕、地龙长于化痰散结通络；雷公藤、青风藤长于蠲痹祛风通络；乌梢蛇、海马、虎骨（已禁用，现用代用品）长于补肾益髓通络。

（十五）藤类通经入络

藤类缠绕蔓延，犹如网络，纵横交错，无所不至，其形如络脉。因此，根据取类比象原则，对于久病不愈，邪气入络，络脉瘀阻者，可加以藤类药物以理气活血，散结通络。《药性切用》言忍冬藤为"清经活络良药，痹症兼热者宜之"。《本草汇言》言络石藤"凡服此，能使血脉流畅，经络调达，筋骨强利"。《本草正义》言鸡血藤能"统治百病，能生血，和血，补血，破血，又能通七孔，走五脏，宣筋络"。常用于痹证的藤类药有鸡血藤、大血藤、络石藤、海风藤、忍冬藤、青风藤、雷公藤等。

（十六）辛香引经入络

细辛味辛性温，通行十二经络。张山雷《本草正义》云"细辛味辛气温……而芳香最烈其气直升，故善开结气，宣泄郁滞，而能上达巅顶，通利耳目；又根亥盈百，极细且长，则旁达百骸，无微不至；内之宣络脉而疏通百节，外之行孔窍而直透肌肤"。可见辛香药不但可以走窜通络，还具有引经作用，药用细辛外尚有麝香、薤白、葱韭、桂枝、酒类等可引诸药达于络病之所。

（韩善夯）

第九节　附子、乌头临床使用经验谈

一、历代医家推崇乌附能起沉疴

乌头中药品种包括川乌、草乌，均来源于毛茛科植物（Aconitum Carmichaelii Debx）的根茎。川乌为毛茛科植物乌头（栽培品）的块茎，主产于四川；草乌为毛茛科植物乌头（野生种）、北乌头或其他多种同源植物的块茎，主产于浙江、湖北、湖南、安徽、江苏、辽宁等地。附子为毛茛科植物乌头块根上附生的块状子根，主产于四川江油、平武、绵阳，陕西城固、户县、南郑。附子变异成无幼稚根者称为天雄。《本草蒙筌》记载："天雄长而尖者，其气亲上，故曰非天雄不能补上焦阳虚；附子圆而矮者，其气亲下，故曰非附子不能补下焦阳虚；乌头原生苗脑，形如乌鸟之头，得母之气，宁而不移，居乎中者也。"川乌、草乌、附子属同科属植物，在性味与归经方面，附子、川乌、草乌同具辛、热、有毒，归心、脾经的特点；在毒性方面，以草乌燥烈毒性最大，川乌次之，附子较小；在功效方面，三者各有异同，附子具有回阳救逆、补火助阳、散寒止痛功效，草乌与川乌同具祛风除湿、散寒止痛作用，相比较而言，川乌、草乌散寒止痛作用强于附子，只是川乌侧重于祛寒湿痹，草乌侧重祛风止痛。

乌头味苦辛，性大热，止痛作用强于附子，长于起沉寒痼冷。如《金匮要略》乌头汤，治历节疼痛，不可屈伸，川乌与麻黄、芍药、黄芪等同用，《金匮要略心典》："此治寒湿历节之正法也。寒湿之邪，非麻黄、乌头不能去，而病在筋节，又非如皮毛之邪可一汗而散者，故以黄芪之补，白芍药之收，甘草之缓，牵制二物，俾得深入而去留。"《太平惠民和剂局方》活血丹，治风寒湿邪或痰湿瘀血留滞经络，肢体经脉挛痛，关节屈伸不利，以川乌、草乌配地龙、乳香、没药等。本品治痹痛，不仅可内服，亦可外敷，《太平圣惠方》治腰脚冷痹疼痛，以一味川乌为末，用醋调敷贴，治头风头痛，可内服或外用，《百一选方》以川乌、南星为末，白梅、生姜煎汤送服；《经验方》以川乌、南星为末，葱汁调涂太阳穴取效。乌头亦常用于阴寒内盛所致的心腹冷痛，如《金匮要略》乌头赤石脂丸，治心痛彻背、背痛彻心，因本证阴寒邪气病及心背内外脏腑经络，故仲景乌头、附子同用，以达到振奋阳气、祛散寒邪的作用，并配蜀椒、干姜、赤石脂。此外，乌头具辛散温通之性，外用能消肿溃坚、祛腐，用治寒湿阴疽，以坚肿不溃或溃后顽腐不化者为宜。如《外科正宗》四虎散，治阴疽肿硬，用草乌与南星、半夏、狼毒为末，猪脑捣敷，用以祛腐，《古今录验》治痈疽肉突，用乌头以浓醋渍三日外洗。此外，川乌亦可用治卒中不省人事，口眼歪斜，痰气上壅，喉中喘鸣，如《太平惠民和剂局方》三生饮，以生川乌与生附子、生南星及木香同用。

附子除寒蠲痹止痛作用虽不如乌头强，但它毒性比川乌、草乌小，又比其他任何药物的作用都好。擅用附子首推汉代张仲景，他在《伤寒论》和《金匮要略》里载有含附子的方剂达 36 首[1]，其中《伤寒杂病论》用生附子的共 7 首，均用于阴盛阳衰之重证，其证急，目的是温经、回阳、救逆。如四逆汤，该方主要成分为附子、干姜、甘草等，四逆汤现已被制成口服液在临床上应用；还有制成附子注射液的制剂，每支 2ml（含附子 400mg），可用于窦性心动过缓等症。用炮附子的方剂更多，主用温补方面，其证缓，其功效为温经、散寒、宣痹、止痛。明代李时珍亦指出："附子生用则发散，熟用则峻补。"现代药理研究表明，附子生用毒性最大，但其强心和耐缺氧作用强，该作用与中医的回阳救逆功效有关，药性表现为辛、燥、急、毒，故张仲景将其用于亡阳之急症是有道理的。而炮制后毒性大减，保证了安全性，并具有较缓的强心、抗心肌缺血的作用和耐缺氧的功能，这与其温阳功能有关，同时，炮制使其抗炎镇痛作用增强，这亦与张仲景除寒湿止痛重用该品的临床经验是相符合的。唐代孙思邈在《备急千金要方》中创温脾汤，将附子、大黄、人参、干姜、甘草熔于一炉，功在温补脾阳、攻下冷积，这是对张仲景大黄附子汤的发挥。宋代有关附子的创新方剂增多，如陈自明《妇人良方大全》中的参附汤，为回阳固脱的代表方剂，是抢救心力衰竭的主方；又如魏岘《魏氏家藏方》中的芪附汤，被后世立为益气温阳、回阳救逆的主方。张景岳将附子与人参、熟地、大黄列为“药中四维”（古称礼义廉耻为国之四维，言为立国安邦之要；药中四维，乃治病保命之要）。并依所言：“善补阳者，必于阴中求阳，则阳得阴助，而生化无穷。”创右归饮、右归丸，将附子、肉桂与熟地、山药、枸杞、山萸肉等相伍，被医家推崇为调节肾阴阳代谢的代表方剂。

近现代医家在继承前人经验基础上，对附子的应用，具有独到见解与体会。自张仲景以降，历代善用附子之医家举不胜举，近代更有以附子为名者如祝附子（祝味菊）、吴附子（吴佩衡）、李附子（李彦师）、附子先生（傅梦商）等，他们十分推崇附子的卓越疗效，并擅用附子充分发挥其功用。祝味菊针对当时医界“投凉见害迟，投温见害速，投凉之害在日后，投温之害在日前”之偏见，放胆用附子治疗危重病证。观其医案，附子用量超出常用量，少则 12 ~ 15g，多则 30g，故有“祝附子”之名盛传于沪滨。他在处方中，将温阳药附子与潜阳药（灵磁石、生龙齿）或与安神药（酸枣仁、朱茯神）并用，能使阳气振作而潜藏，神气安然而勿浮，深得附子配伍之妙。吴佩衡十分尊崇《伤寒论》温扶阳气法对附子的应用，擅长用四逆汤、通脉四逆汤、白通汤、麻黄附子细辛汤等扶阳散寒剂，并自立寒证标准，即“身重恶寒，目瞑嗜卧，声低气短，少气懒言”，治愈许多阳虚病症。他用附子之量更是惊人，一般在 30g 以上，多至 100 ~ 300g，最多用至 450g，常将附子加入辛温发散剂、温里和胃剂、补气剂、滋润剂等方药中。其用附子之量，确有过人之胆识，至今在云南等地仍有一定影响。焦树德[2]善用附子治疗尪痹（主要指类风湿关节炎、强直性脊柱炎等），取其“大补肾命真火，祛在里之寒邪”，常配熟地、川断以补益肾精；配羌活、独活入太阳、少阴、督脉三经，以散在上在下在表在里之寒湿，并创制尪痹冲剂，解关节之痛，深受病家青睐。

二、使用乌、附经验

现代药理研究表明，乌头、附子主要含有乌头碱、次乌头碱、乌胺、棍掌碱等化学成分，这些物质有显著的强心，利尿，兴奋迷走神经、中枢及抗炎镇痛作用，但其毒性甚大，主要是对神经与心脏的损害。中毒反应的发生是由于乌附内生物碱刺激神经系统，表现为先兴奋后抑制[3]，首先兴奋感觉神经末梢、横纹肌和心肌以及中枢神经系统，继而发生对上述各部分的抑制与麻痹作用，表现为心律失常、血压下降、体温降低、呼吸抑制、肌肉麻痹和中枢神经功能紊乱等。乌、附是中医临床的要药、峻药、猛药之一，然因其有大毒，临床中毒屡见不鲜。高悦等[4]分析2000-2010年间共有192例附子临床中毒病例，其中因剂量过大而导致中毒的108例，约占56%，为附子中毒的最主要原因，其他原因包括煎煮不当、与其他乌头碱类药材同用、与酒同服、误服误用（误食生品、误代他药、误用未炮制的加工品）、不遵守用药禁忌、个体差异及药材质量等。翟金俊[5]观察22例乌头碱类中药中毒病例，6例为草乌中毒，6例为川乌中毒，10例为附子中毒。全部患者均出现神经系统症状及胸闷、气短、心慌，15例出现上腹部不适伴恶心、呕吐；8例腹痛、腹泻；4例出现血压下降（12/8kPa以下）伴四肢厥冷；8例出现窦性心动过缓（心率<45次/分）；10例出现二度Ⅱ型房室传导阻滞；14例一度房室传导阻滞；17例频发房性早搏、多源室性早搏、二联律伴短阵室速；2例室性心动过速；半数同时有ST-T改变；半数以上有2~3种心律失常（同时或先后发生）。故恽铁樵将乌、附总结为"最有用亦最难用之药"[6]。为促进临床安全有效的运用附子、乌头，现将使用附子、乌头的经验归结为：确认病证、掌握用量、注意炮制、配伍组合、观察应对五点。

（一）确认病证，误用之，祸不旋踵

药证相应才能取效，若药不对证，只能对机体产生不利的影响甚至产生副作用。乌、附为大热之品，只能用于里寒证或阳虚证，倘若辨证不明，用于热证或虚热证，即便不中毒，也会对机体产生隐性的副作用。故明·倪朱谟《本草汇言》云："若病阴虚内热或阳极似阴证，误用之，祸不旋踵"。由此可见，中医药辨证论治的准确与否是导致药物作用向"效"或"毒"转化的重要关键。徐氏父子[7]应用附子的临床指征为："神疲乏力，体软，面色白，畏寒，四肢清冷，不欲饮，溲清长；或舌光而不欲饮，或口干不欲饮，脉细或濡细，或沉迟，或虚数。以上虚性、寒性症状，只要出现其中一二项即可应用，不必条条具备。"金实教授的使用经验为：乌、附对痹证脉弦大而紧或沉细迟缓、指趾厥冷者效果最好，但对兼有口苦、苔黄、尿黄赤者要慎重应用，否则容易出现中毒反应，若非用不可时，必须配入一定的寒凉药。如《金匮要略》中的桂枝芍药知母汤就是这方面的例子，凡现脉实数或洪大、大便热结、高热、内热外寒、真热假寒的阴虚和热证患者应忌用；房室传导阻滞、频发早搏、高血压性心脏病等患者及孕妇应禁用；年老体弱、心功能减退及肝肾功能不全者应慎用。

（二）掌握用量，少量递增，以知为度

仲景在《伤寒杂病论》中，对乌、附的用量，偶以斤两计量者，如《伤寒论》附子泻心汤中附子为一两，但经方中大多以枚数计量，少则1枚，多则3枚，如桂枝附子汤等皆是。按目前较为统一的看法，附子小者重15g，大者重20g[8]。按此计算，仲景对附子的用量多数都超出了《药典》上规定的最大剂量。按此剂量临床皆不容易中毒？仲景对此的要诀是：少量递增、以知为度。《金匮要

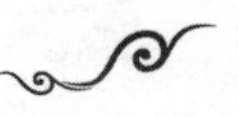

略》对乌、附虽无明确指出最佳用量，然有“不知，稍增之，以知为度”之语，并对“知”做了明确解答：“初服二合；不知，即服三合；又不知，复加至五合。其知者，如醉状，得吐者为中病”。即“知”为有如喝了酒后的头晕症状，并且会伴有呕吐，此即为典型的瞑眩反应。在用乌、附时，要出现这些症状方为“中病”，亦即为最佳治疗剂量。目前大剂量应用乌、附的频率较高，且多在30～100g，甚者每剂达500g之多。2010版《中华人民共和国药典》规定附片的用量为3～15g[9]，临床用量与权威规定相差甚远[10]。金实教授对痹证用乌、附的习用剂量为6～20g，必要时可适当加大，但切不可孟浪从事，主要从临床实际出发，从患者自身疗效对比，量由小到大，不知再服，其效大显。同时，对新病、轻病用乌、附量较小，对久病、重病用量较大，认为阴寒痼冷，非乌附温化逐寒不可。

（三）注重炮制，强调久煎，混合分服

古人已深刻认识到乌附辛热、有大毒的峻猛之性，内服一般需经过炮制。生、炮乌附的临床应用不同，明·李时珍总结出“生用则发散，熟用则峻补”的规律，得到许多医家的推崇。乌、附的炮制方法自汉代演变至今约有七十余种。如梁·陶弘景曰：“凡用附子、乌头、天雄，皆热灰微炮令拆，勿过焦”。唐·孟冼在《食疗本草》中云：“黑豆煮食之，杀乌头、附子毒”。由汉代至唐代，乌附的炮制均沿用“炮”、“烧”、“煨”、“炒”等火炮方法为主；至宋代在沿用火炮法的基础上发展到用液体辅料制及药汁制；明代以后基本沿用古法，但以蒸煮等湿法为主。因“炮”法的火候和时间不易掌握，常致影响疗效，现几乎已被浸漂法和湿热法代替。杨氏等[11]采用多种药理学方法比较附子不同炮制品毒性和药效，发现微波炮制附子毒性最低，但仍具有较缓的强心、抗心肌缺血作用和耐缺氧能力，表明恰当的炮制方法有较好的减毒增效作用。

乌、附炮制的目的皆为减毒，合理炮制后毒性可降低70%～80%。附子中含有的二萜双酯类生物碱水解后含量下降而苯甲酰乌头原碱含量升高，心脏毒性大大降低，按生药计其LD50值提高10～100倍不等[12]。此外，乌、附毒性的大小与煎煮时间的长短亦密切相关，煎煮时间不足与煎煮方法不当已被公认为乌附中毒的原因之一。如罗显田等[13]即有附子6g煎煮5分钟内服而致恶性心律失常的报道。据统计[12]《伤寒论》运用生附子的方剂中煎煮方面平均用水3.4L，煮取药汁1.4L，平均煎煮耗水2L；而运用炮附子的方剂中平均用水6L，煮取药汁2L，煎煮耗水3.8L。朱祯禄等[14]对不同水解时间的4种附子液进行比较研究表明，随附子液水解时间的延长有毒成分含量降低，毒性随之减小，而有效成分总乌头碱含量不变。现代药理研究[15]表明生乌附中所含的生物碱毒性较大，但经较长时间煎煮后，可使毒性很强的双酯类生物碱水解成毒性较小的单酯类生物碱等，而所含强心成分却变化不大。金实教授对附子、乌头的煎煮方法强调二点：一是剂量较大者煎煮时间延长；二是一剂药煎煮两次,混合后分服。他认为,乌附生者固然有剧毒,炮制过后依然有毒性,但经煎煮3小时,毒性大为缓解,而有效成分大致未被破坏。故金实教授对制附子、制川乌、制草乌虽常用较大剂量(如15~30g),临床使用数十年而未出现过重大不良反应。在服法上依据仲景提出的"强人服七合,弱人服五合。不差,明日更服,不可一日再服"原则,嘱患者一剂药分次煎煮,第一次煎煮后药物浓度较高,中毒可能性较大,二煎则次之,将两次药液混合均匀后分次服用,浓淡适宜,中毒可能大为降低。

(四)配伍组合,功在减毒增效

恰当的配伍可以减低乌附毒性,如梁·陶弘景《本草经集注》有附子配伍以减毒的论述:"俗方每用附子,须甘草、人参、生姜相配者,正制其毒故也"。同时,古人也认识到附子配伍应用不当也会产生剧烈的毒副作用,如明·李时珍在《本草纲目》记载附子"畏绿豆、乌韭、童溲、犀角。忌豆豉、稷米"。乌附与麻黄、吴茱萸、威灵仙、蟾酥等配伍时应小心谨慎。如有报道34例附子或乌头中毒病例中就有附子与麻黄配伍中毒或服药期间饮酒中毒,分别停用麻黄、停饮白酒后再服用等量附子而未发生中毒[16]。金实教授临床常用配伍药对如下。

1. 附子配乌头　二药均性温有大毒,辛散温通,能搜风除湿,逐寒开痹,破积散结,合用则散寒祛湿功倍,除痹止痛效佳,用于风寒湿痹,肢体关节剧痛者。

2. 乌附配肉桂　肉桂性缓,长于暖下焦而温肾阳,并引火归元以摄无根之火,行气通滞,相须为用则温肾助阳,引火归元,温经散寒止痛,用于肾阳不足之腰膝酸软,形寒足冷,肢体厥逆等症。

3. 乌附配桂枝　桂枝温经散寒,横通肢节,可解肌散表祛风寒,二药合用,相得益彰,温通心肾阳气,散寒通络止痛功效益增,用于阳虚外感风寒湿邪,四肢疼痛等症。

4. 乌附配干姜　干姜具有回阳通脉之功,守而不走,温中回阳,二药相须为用,干姜能增强乌附回阳救逆、散寒止痛的作用,且能解乌附之毒,用于阴盛阳虚之寒痹,四肢厥冷,汗自出,脉微欲绝等。

5. 乌附配细辛　细辛外散风寒,内祛阴凝,温通肾气,开通诸窍。二药合用,温通宣散,彻表入膀胱经,彻里入肾经,相得益彰,共奏温阳散寒凝,蠲痰饮,暖胞宫之功,二药表里兼顾,阳复表解,在内之寒乌附温之、细辛助之,在外之寒细辛疏之、乌附辅之,加强温阳解表、散寒止痛功效,为止痛要对,用于阳虚外感,形寒肢冷,头身疼痛,骨节疼痛难忍,屈伸不利之证。

6. 乌附配鹿茸　鹿茸壮肾阳,益精血,守而不走。二药配伍,相须互补,温命火填精髓,壮阳散寒止痛,用于畏寒肢冷,腰膝酸痛。

7. 乌附配麻黄　麻黄辛温,发汗解表,二药相配,一攻一补,助阳解表,用于素体阳虚复感风寒之证,可避免阳虚无力鼓邪外出,或恐汗后更加伤阳,用

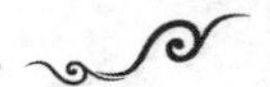

于经络骨节病，如风湿痹证、面神经瘫痪、半身不遂等。

8. 乌附配生地　生地黄，《神农本草经》称之有“除痹”“逐痹”之功，养阴柔润，二药相伍，温阳以生阴，滋阴以化阳，刚柔相济，阴阳两调。姜春华认为，此药对用于类风湿关节炎颇宜，用治顽痹常用大剂量生地黄，用至150g，加入温经通络复方中，温痹清营，扶正祛邪，刚柔相济，疗效较激素加抗风湿药为胜。

9. 乌附配薏苡仁　薏苡仁能舒筋缓急，通利关节，二药相合则温阳化湿，除痹止痛，用于寒湿痹痛，关节痛甚者及小腿腓肠肌痉挛疼痛。

10. 乌附配苍术　苍术辛散苦燥，能祛风湿，二药相伍则散寒除湿，用于急慢性关节炎、痛风等。

11. 乌附配甘草　甘草能补虚和中、缓解毒性，金实教授用乌附时必用甘草。

12. 此外尚有乌附配全蝎治疗阳虚寒湿痹痛顽麻；配鹿角、仙茅、仙灵脾治疗督脉为病，背强而厥；配石见穿治疗类风湿关节炎偏寒型而血沉快者；配龙胆草治疗类风湿关节炎属阳虚而兼有肝阳上亢者，其降血沉效果亦佳。

（五）观察应对，中西医结合及时救治

服用乌附后出现的瞑眩反应（头昏、呕吐等）实际上即是乌头碱中毒的轻症反应[17]。对于这种轻症的中毒反应可以不做解毒对症处理，一般10～30分钟，症状即可消失，乌附中毒多在口服半小时至1小时后出现症状，两小时后出现中毒症状者少见，症状起初有唇、手足、全身麻木，继而低血压，心慌，恶心，胸闷，肢体活动不灵活，烦躁不安，呼吸急促，抽搐，昏迷，瞳孔缩小，脉结代，严重者心脏停搏、呼吸中枢麻痹而死亡。心电图可见到各种心律失常，如室性过早搏动、房室传导阻滞、房室并行心律、房内阻滞，甚至室性心动过速、心室颤动等。中毒症状一般持续5～6小时，通过积极有效的治疗可很快恢复，但长期服附子引起蓄积中毒者症状的恢复需要较长的时间。中毒解救方法：金实教授曾在四川地区工作12年，对乌附中毒患者有较丰富的治疗经验，常嘱以较大剂甘草、防风、绿豆汤内服，轻者当即可解，亦可用白蜜兑凉开水调服；或以1%～2%鞣酸洗胃，酌情给予催吐剂；或服活性炭（混于水中服下）；对较严重者必须中西医结合及时抢救：静脉注射葡萄糖盐水；及时使用尼可刹米等呼吸兴奋剂；注意保温；必要时给氧或进行人工呼吸；恶心流涎、心跳缓慢时可皮下注射阿托品。心室颤动治疗如不及时死亡率较高，自心肺复苏技术普及以来，室颤的复苏存活率显著提高。乌附中毒者如能及时抢救，大多可以恢复。

参考文献

[1] 钱远铭．本草纲目精要[M]．广州：广东科技出版社，1988：202.

[2] 焦树德．方剂心得十讲[M]．北京：人民卫生出版社，1997：229-234.
[3] 康永．中药药理学[M]．北京：科学出版社，2001：90-93.
[4] 高悦，李飞．近10年附子临床中毒病例分析[C]//2010中药炮制技术、学术交流暨产业发展高峰论坛论文集．中华中医药学会，2010.
[5] 翟金俊．乌头碱类中药中毒22例临床分析[J]．陕西职工医学院学报，2011，21(1)：50-51.
[6] 陈学习，彭成．对附子毒性的再认识[J]．辽宁中医药大学学报，2007，9(6)：7-8.
[7] 姜宏军，徐蓉娟．徐小圃、徐仲才伤寒学术思想述要[J]．上海中医药杂志，2012，46(1)：1-3.
[8] 邓中甲．方剂学[M]．北京：中国中医药出版社，2005.
[9] 国家药典编委会．中国药典[M]．2010年版一部．北京：中国医药科技出版社，2010.
[10] 陈金月，周芳，黄世优．大剂量使用附子的安全性研究[J]．亚太传统医药，2008，4(10)：37.
[11] 杨明，沈映君，张为亮．附子生用与炮用的药理作用比较[J]．中国中药杂志，2000，12(25)：717.
[12] 叶定江，原思通．中药炮制学辞典[M]．上海：上海科学技术出版社，2005：274-275.
[13] 罗显田，凌龙，谢潮鑫，等．附子中毒致恶性心律失常、心脏骤停1例[J]．海军医学杂志，2000，121(2)：183-184.
[14] 朱祯禄，刑署林，李谷霞，等．附子不同程度的水解对毒性及药理作用的影响[J]．重庆医药，1984，13(3)：43-46.
[15] 李荣宗．附子、川乌、草乌的合理炮制经验[J]．海峡药学，2001，13(2)：49.
[16] 陈新政，任文辉．《伤寒论》中附子的运用特点及应用近况[J]．陕西中医，2002，3(8)：757.
[17] 魏世雄．急性乌头碱中毒45例临床分析[J]．岭南急诊医学杂志，2009，14(2)：127.

（钱 先　董丹丹　时 洁）

第十节　藤类药的临床应用——附马兜铃酸相关中药

风湿病又称痹病，多为疑难病，多因风寒湿等邪阻滞气血经络而成，病程缠绵，经久难愈，致使众医家在辨证的基础上，寻求效佳力专的药物。藤类植物活力顽强，攀树掾壁，盘根错节，以取类比象原理，取其入药，善走经络，祛风湿，解筋挛，临床疗效颇佳。正如《本草便读》云："凡藤蔓之属，皆可通经入络，盖藤者缠绕蔓延，犹如网络，纵横交错，无所不至，其形如络脉。"《本草纲目》

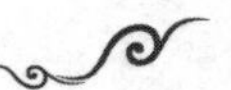

亦云："藤类药物以其轻灵，易通利关节而达四肢。"但其性味、归经不同，专治有异，宜分别选用之。金实教授根据自己多年临床经验，以寒热为分类标准，将风湿病常用藤类药分为：①性寒，具清热除湿，祛风通络之效：如络石藤、大血藤、丝瓜藤等，用于治疗湿热痹阻证。②性凉，具祛风除湿，消肿止痛之效。如雷公藤，无论寒湿、湿热痹阻证均可使用。③性温，具祛风散寒，除湿通络之效：如鸡血藤、海风藤、伸筋草等，用于寒湿痹阻证。④性热，具温通经络，除湿止痛之效，如青风藤、天仙藤等，主要用于寒湿痹阻较重证。临床须根据藤类药的寒热温凉及作用特点选择用药。

（一）络石藤

络石藤始载于《神农本草经》，被列为上品，又名络石、百鲮；明石、悬石、云花、云珠、云英、云丹（《吴普本草》）；石磋，略石、领石、石龙藤（《名医别录》）；石薛荔（《医学入门》）；白花藤（《植物名实图考》）等别名。

1. 来源与产地　络石藤为夹竹桃科络石 Trachelospermum jasminoides（Lindl1）Lem的干燥带叶藤茎。主产于江苏、湖北、山东等地。冬季至次春采割，除去杂质，洗净，稍润，切段，晒干。

2. 化学成分及药理作用　本品藤茎含木脂素，黄酮，络石苷元（Ⅰ），牛蒡子苷元（Ⅱ），去甲络石苷元（Ⅲ），牛蒡子苷（Ⅳ），络石苷（Ⅴ），罗汉松脂素苷（Ⅵ），去甲络石苷（Ⅴ），去甲络石苷（Ⅶ）。药理实验表明其有抑菌、扩张血管、兴奋中枢神经系统、植物雌激素样作用以及抗癌等作用。因本品可引起血管扩张，血压下降，动物实验表明其能使冷血及温血动物产生惊厥，大剂量可引起呼吸衰竭，并使小鼠皮肤发红，腹泻，对离体兔肠及子宫有抑制作用，对心脏及血液系统有一定的毒性[1]。

3. 药性　苦，微寒。归心、肝、肾经。

4. 功能与主治　具有祛风除湿，通络止痛，清热凉血，解毒消肿的功效。用于风湿热痹，筋脉拘挛，腰膝酸痛，喉痹，痈肿，跌仆损伤。

5. 应用经验

（1）本品善祛风通络，苦燥湿，微寒清热，尤宜于风湿痹痛偏热者，其利关节、止疼痛、舒筋脉、止拘挛作用尤为突出，对肿痛拘挛之症最为适宜。

（2）本品有凉血消肿、抗菌消炎作用，跌打损伤肿痛、痈肿也可使用。

（3）常用剂量 6～15g，亦可加重至 30g，过大剂量可致痉厥腹泻，阳虚便溏者不宜使用。

（二）大血藤

大血藤又名红藤，在《中草药学》收载的别名有：血藤、活血藤、大活血、大血通、槟榔钻、黄省藤、红菊花心等。

1. 来源与产地　大血藤为木通科（Iardizabal-seese）大血藤属（Sargentodoxa

Rehd. et Wiis.）落叶木质藤本植物大血藤 *Sargentodoxa cuneata* Rehd. et Wils. 的干燥藤茎、根。主产于湖北、四川、江西、河南、江苏，安徽、浙江亦产。秋、冬二季采收，除去侧枝，用水浸泡，洗尽泥屑，润透，切片，晒干。

2. 化学成分及药理作用　本品主要含鞣质、大黄素、大黄素甲醚、胡萝卜苷、β- 谷甾醇、硬脂酸、毛柳苷、鹅掌楸苷（d- 丁香树脂酚双葡萄糖苷）。药理实验表明[2]大血藤有抑制血小板聚集作用，对胃肠平滑肌有抑制作用及抗菌消炎作用（尤其对金黄色葡萄球菌、乙型链球菌等有较强的抑菌作用）。

3. 药性　味苦、性平、无毒，入肝、大肠经。

4. 功能与主治　功用败毒消痈、活血通络、祛风杀虫。主治风湿痹痛，急、慢性阑尾炎，赤痢，血淋，月经不调，疳积，跌打损伤。

5. 应用经验

（1）认为本品长于活血、祛风、止痛，可广泛用于风湿痹痛，腰腿疼痛，关节不利。

（2）本品有清热活血消痈作用，热痹关节痛处色红，局部有热感者尤佳；此外，阑尾炎保守治疗可用红藤配大黄牡丹汤等药物，有较好的疗效。

（3）常用量：内服煎汤 15 ~ 30g，亦可研末或浸酒；外用捣敷，孕妇不宜多服。

（三）丝瓜藤

1. 来源与产地　丝瓜藤为葫芦科植物丝瓜或粤丝瓜的茎。主产于浙江、江苏，取鲜品，除去叶片，洗净，晒干，切段。

2. 化学成分及药理作用　本品主要含木聚糖、纤维素、甘露聚糖、半乳聚糖、木质素等。药理实验表明本品有止咳平喘祛痰、抗炎镇痛、抗菌及增强免疫作用。

3. 药性　味苦，性微寒，归心，脾，肾经。

4. 功能与主治　舒筋活血，祛风通络，清热化痰。用于治疗腰膝酸痛，肢体麻木，月经不调，咳嗽痰多，牙宣，龋齿。

5. 应用经验

（1）金实教授认为本品体轻善通，活血通络，用于风湿痹阻，骨节疼痛，肌肉顽麻，手足拘急者效佳。

（2）本品有行气化痰通络作用，兼有咳嗽痰多、胸痹胁痛尤宜。

（3）常用量 6 ~ 10g，大剂量可用至 30g。

（四）雷公藤

雷公藤是目前治疗类风湿关节炎病例报道最多，研究较广，疗效肯定，最有前途的治疗风湿免疫病的中药。

1. 来源与产地　雷公藤为卫矛科植物雷公藤根的木质部，因皮部毒性太

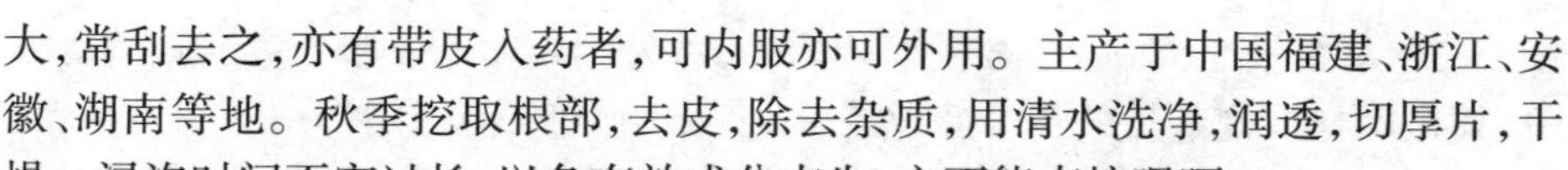

大,常刮去之,亦有带皮入药者,可内服亦可外用。主产于中国福建、浙江、安徽、湖南等地。秋季挖取根部,去皮,除去杂质,用清水洗净,润透,切厚片,干燥。浸泡时间不宜过长,以免有效成分丧失,亦不能直接曝晒。

2. 化学成分及药理作用　本品主要化学成分为雷公藤碱,雷公藤三萜内酯,雷公藤内酯 A、B,雷公藤乙、丁、辛、丙、戊、庚等几十种化学成分,其根、根木质及根皮部化学成分有很大的差别。药理实验表明其有抗炎、调节免疫功能(包括非特异性免疫、细胞免疫与体液免疫)、抗肿瘤、抗生育、杀虫及抗病原微生物等作用。

3. 副作用与不良反应[3]

(1) 消化系统:口干、恶心、呕吐、乏力、食欲不振、腹胀、腹泻、黄疸、转氨酶升高,严重者可出现急性中毒性肝损伤、胃出血。

(2) 造血系统:白细胞、血小板下降,严重者可出现粒细胞缺乏和全血细胞减少。

(3) 神经系统:头昏、头晕、嗜睡、失眠、神经炎、复视。

(4) 生殖、内分泌系统:女子月经紊乱、月经量少或闭经;男子精子数量减少、活力下降。

(5) 心血管系统:心悸、胸闷、心律失常、血压升高或下降、心电图异常。

(6) 泌尿系统:少尿或多尿、水肿、肾功能异常等肾脏损害,严重者可出现急性肾衰竭。

(7) 皮肤黏膜:皮疹、瘙痒、脱发、面部色素沉着。

(8) 中毒及死亡,变态反应,中毒致结节性脆发病等。

4. 药性　味苦、辛,性凉,大毒,归肝肾经。

5. 功能与主治　祛风除湿,活血通络,消肿止痛,杀虫解毒,主治类风湿关节炎,各种肾小球肾炎,肾病综合征,红斑狼疮,干燥综合征,白塞病,湿疹,银屑病,麻风病,疥疮,顽癣等。

6. 应用经验

(1) “类风湿关节炎”是顽固性痹证,日久往往疼痛剧烈,金实教授认为本病应“急则治其标”,常选用强力定痛的雷公藤加入方剂以缓解疼痛。他应用本药具有丰富临床经验,认为雷公藤能祛风除湿,且具有不易耐药的特点,镇痛效果缓慢而持久,临床应用不分证型,常单用,或配伍应用。单用多用成药,如多苷片、总萜片等。

(2) 雷公藤有大毒,通过配伍可以达到减毒增效效果。配伍鸡血藤、甘草可升高血细胞;配伍大黄、石膏可减少面赤、便秘;配伍柴胡、垂盆草可降低雷公藤发生肝损害的几率;配伍当归、益母草可减少闭经的发生率;配伍白芍、徐长卿可加强止痛效果;配伍砂仁、陈皮可减少胃肠道反应。

（3）常用量5～20g，金教授经验认为，雷公藤10～15g加入辨证施治复方中，其作用与常规剂量的雷公藤总苷片、多苷片类似，但毒副作用却明显减少。过大剂量可致消化、血液、神经等多系统损害，严重者可致死亡。中毒轻者可频服绿豆甘草汤，当即可解，严重者应联合采用中西医方法抢救。用药期间应注意定期随诊，并检查血、尿常规及心电图和肝肾功能，必要时停药给予相应处理。

（4）禁忌[3]

1）儿童、育龄期有孕育要求者、孕妇和哺乳期妇女禁用；

2）心、肝、肾功能不全者禁用；

3）严重贫血、白细胞和血小板降低者禁用；

4）胃、十二指肠溃疡活动期患者禁用；

5）严重心律失常者禁用。

（五）鸡血藤

鸡血藤为常用的活血化瘀中药，有大血藤、血藤、红藤、赤藤等别名。其真正名实相符之名出自清代汪昂《本草备要》。有些地区如东北、西北、中南把木通科藤本植物大血藤的藤茎（即红藤、大血藤）作鸡血藤用，云南把木兰科植物异型南五味子及中间五味子的藤茎作鸡血藤用。

1. 来源与产地　为豆科攀援植物密花豆、香花崖豆藤、常绿油麻藤等的藤茎。主产于广西、广东等地。秋、冬两季采收茎藤，除去枝叶及杂质，用水润透，切片，或蒸软后趁热切片，晒干。

2. 化学成分及药理作用　本品含黄酮、三萜类、甾醇类、蒽醌类、含刺芒柄花素、芒柄花苷、樱黄素、阿弗罗莫辛、卡亚宁、甘草查耳酮、异甘草素、四羟基查耳酮、大豆黄素、苜蓿酚、9-O-甲氧基香豆雌酚、3，7-二羟基-6-甲氧基二氢黄酮醇、表儿茶精、原儿茶酸、无羁萜-3b-醇、b-谷甾醇、胡萝卜甾醇和7-酮基-b-谷甾醇。药理实验表明有扩血管、抗血小板聚集、补血、抗肿瘤以及对实验性关节炎有显著疗效。

3. 药性　味苦，性甘、温；归肝、肾经。

4. 功能与主治　功能为行血补血，调经，舒筋活络。可治疗月经不调、经行不畅、痛经、血虚经闭等妇科病以及风湿痹痛、手足麻木、肢体瘫软、血虚萎黄等，治白细胞减少也有一定疗效。

5. 应用经验

（1）本品入肝经走血分，其苦而不燥，温而不烈，补血行血，守走兼备，有滋润濡养维护筋骨关节之功，对肝肾不足，精血亏损，筋骨失养，关节不利，或痛、或酸、或肿、或麻效果明显，尤对血虚血瘀之痹痛效佳，适用于风湿病中气血亏虚之顽痹，为治疗络脉不和病证的常用药。

（2）鸡血藤配合黄芪、当归、阿胶、女贞子补益气血，是血细胞减少的常用药物。

（3）常用量为10～15g，大剂量可用至30g。阴虚火亢者慎用，必要时宜配伍滋阴清热药物。

（六）海风藤

海风藤，始见于《本草再新》，别名满坑香、老藤、大风藤、岩胡椒。

1. 来源与产地　海风藤为双子叶植物药胡椒科植物细叶青蒌藤的藤茎。主产于福建、广东及台湾等地。8－10月份割取藤茎，除去根及叶，晒干。以藤茎体轻、质硬、干燥、气辛香者为佳。

2. 化学成分及药理作用　本品茎、叶含细叶青蒌藤素、细叶青蒌藤烯酮、细叶青蒌藤酮醇，其中细叶青蒌藤素含量最高，并且有阻抑肿瘤的作用，此外尚含β-谷甾醇、豆甾醇及挥发油。药理实验表明[4]本品有抗血小板活化因子作用、保护心血管系统作用、拮抗内毒素性低血压和肺损伤作用、镇痛作用以及对生殖系统具有降低精子活性、抗着床等作用。

3. 药性　味苦、性辛、微温。归肝经。

4. 功能与主治　功能为祛风湿，通经络。可治疗风寒湿痹，关节不利，腰膝疼痛，筋脉拘挛。

5. 应用经验

（1）本品辛散、苦燥、温通，适用于风湿病中行痹、痛痹，主要表现为关节游走性疼痛或屈伸不利、麻木不仁之症，为“截风要药”。

（2）以关节疼痛游走不定为主的行痹，海风藤配合寻骨风、防风效果颇佳。

（3）常用量6～15g。心脏病及孕妇忌服，感冒及月经期暂停服。

（七）伸筋草

伸筋草（Lycopodium clavatum L.）又名舒筋草、石松、狮子草、绿毛伸筋、小伸筋等。

1. 来源与产地　为石松科多年生草本石松 *Lycopodium japonicum* Thunb. 的干燥带根全草。主产于东北、华北、华中、西南等地。夏、秋二季茎叶茂盛时采收，除去杂质，晒干，切段，生用。

2. 化学成分及药理作用　本品含石松碱、棒石松宁碱等生物碱，石松三醇、石松四醇酮等萜类化合物，β-谷甾醇等甾醇及香草酸、阿魏酸等化学成分。药理实验表明[5]其有抗炎镇痛作用，能调节免疫功能[6]，对类风湿关节炎有治疗作用[7-9]，并有抗矽肺作用[10]。

3. 药性　味微苦、辛，性温；归肝经。

4. 功能与主治　功能为祛风湿，舒筋活络。主要用于风寒湿痹，筋脉拘挛疼痛，外用治跌打损伤，瘀肿疼痛。

5. 应用经验

（1）本品辛散、苦燥、温通，能祛风湿，入肝尤善通经络。用于治疗风寒湿痹，关节酸痛，屈伸不利，肢体软弱，肌肤麻木。临床常用伸筋草15g配伍白芍40g、木瓜30g、薏仁30g，四者均擅于舒筋缓急，用于风寒湿痹，关节屈伸不利或腿足转筋尤为适宜；配伍鸡血藤，则通补兼施，既能祛风除湿，又能养血活血，适用于年老体弱或血虚感受风湿所致的肢体关节麻木不仁，筋脉不利等。

（2）有研究[11]以伸筋草为主制备复方伸筋草酊，用于治疗急慢性软组织扭损伤、腰肌劳损、关节炎等疾病，总有效率高达98%，尤其是对急性软组织扭损伤，总有效率高达100%。

（3）常用量9～15g，外用适量。外用引起局部红肿、水疱、疼痛者，应停药给予对症处理。过量可出现痉挛、麻痹、窒息等不良反应。孕妇慎服。

（八）青风藤

青风藤系防已科防已属植物，味苦辛，性温，能祛风湿，通经络，止痛。主要成分青风碱，经药理实验表明有显著的镇痛、镇静和抗炎、抗过敏作用。已有提取物风痛宁片（西那美林）供应于临床。张氏等报道用青风藤生药94g或加麻黄6g（后下），水煎或浓缩成片剂，早晚分服，治疗330例，总有效率达93.6%，且无明显副作用。谌氏以青风藤治疗类风湿关节炎，方用青风藤30～50g，秦艽、寻骨风各15g，何首乌30g，并随症加减（青风藤用量大时可有副反应，用甘草同煎或用量由小到大可减轻副反应），治疗180例，基本控制24例，显效72例，有效66例，无效18例。

1. 来源与产地　为防已科落叶木质藤本植物，或青风藤科植物青风藤的干燥藤茎，主产于长江流域及其以南各地，秋末冬初采割，晒干，切片。

2. 化学成分及药理作用　本品藤茎及根含青风藤碱、青藤碱、尖防已碱、白兰花碱等。药理实验表明有抗炎镇痛、镇静、镇咳、抗过敏、抑制免疫、抗心肌缺血、降压、抑制平滑肌收缩等作用。

3. 副作用与不良反应　包括过敏性反应，口腔炎，皮疹，红细胞、白细胞降低等，其中以皮肤瘙痒、皮疹发生率最高，极少数出现恶心、口干、心悸、休克。

4. 药性　辛、苦，微温；入肝经、脾经。

5. 功能与主治　祛风除湿，通络止痛，消肿散瘀。主要用于风湿痹痛，关节肿胀或麻木；水肿，脚气；胃痛、皮肤瘙痒。

6. 应用经验

（1）青风藤是金实教授治疗类风湿关节炎常用的祛风通络、消肿止痛的有效药物之一，作用缓慢而副作用较小。治风湿痹痛，关节肿胀或风湿麻木，单用即效，青风藤提取物正清风痛宁已用于临床，亦常配伍延胡索、雷公藤，加强镇痛之功；肩臂痛可配姜黄、羌活等；腰膝痛常伍独活、牛膝等；热痹，关节红

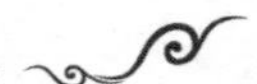

肿热痛，常配防己、石膏，清热通络止痛。

(2) 青风藤有一定的副作用，金实教授在临床上常配防风、蝉衣、甘草，以减少其皮肤瘙痒副作用，增强疗效。

(3) 金实教授指出初次可用 10～15g，无皮肤瘙痒，则增至 20～30g，若出现皮疹、口腔炎，为过敏反应，应减量或停药，并定期作血象检查。过敏性体质、孕妇慎用或禁用。中毒轻者宜减少青风藤用量，并配合凉血祛风药物，如生地、丹皮、防风、白蒺藜、白鲜皮等，大多能控制皮肤瘙痒，可以持续青风藤的使用；严重中毒主要是肝肾损害，应停用青风藤，并按肝肾衰竭处理。

(九) 天仙藤

天仙藤别名都淋藤、三百两银、兜铃苗、马兜铃藤、青木香藤、长痧藤、香藤。

1. 来源与产地　本品为马兜铃科植物马兜铃和北马兜铃 Aristolochia contorta Bunge. 的茎叶。主产于浙江、湖北、江苏、河北、陕西等地。秋季采割，拣去杂质，洗净泥土，闷润，切段晒干。

2. 化学成分及药理作用　本品含马兜铃酸(aristolochic acid)D，木兰花碱(magnoflorine)和 β- 谷甾醇(β-sitosterol)等。药理实验表明有抗炎抑菌及抗癌作用。

3. 药性　苦、温，微毒，入肝、脾、肾经。

4. 功能与主治　活血通络止痛、行气化湿。主治风湿疼痛，胃痛，疝气痛，妊娠水肿，产后血气腹痛，善治风湿病中湿痹和脉痹，凡风湿兼有水湿且肿者最宜。

5. 应用经验

(1) 指出，该药有较好的镇痛作用，其祛湿消肿功效比一般药物好。现代药理研究证实，其含有马兜铃酸，对肾脏有一定损害，肾功能不全及体虚者尽量少用，但若辨证准确，可在复方中配伍运用。

(2) 常用量：煎汤内服 3～10g，不宜长期服用；外用适量，煎水洗或捣烂敷。

参考文献

[1] 江苏新医学院．中药大辞典(下)[M]．上海：上海科学技术出版社，1992：1755.

[2] 倪士峰，傅承新，吴平．大血藤化学成分及药学研究进展[J]．中国野生植物资源，2004，23(4)：8-10.

[3] 雷公藤中成药制剂说明书修订要求．国家食品药品监督管理局网站，2012.10.18. http://www.sda.gov.cn/WS01/CL0844/75618.html

[4] 王伟，刘洋，周清明，等．海风藤醇提取物对血小板活化因子诱导血小板聚集作用的初步研究[J]．卒中与神经疾病，2000，7(4)：193.

[5] 江苏新医学院. 中药大辞典(上册)[M]. 上海:上海科学技术出版社,1992:1138.
[6] 段玉军,康治学,张桂林. 复方伸筋草酊的配制及临床应用[J]. 河南中医学刊,2002,17(6):33.
[7] 郑海兴. 伸筋草煎剂对小鼠抗炎镇痛药理实验研究[J]. 牡丹江医学院报,2005,26(2):10.
[8] 郑海兴,周忠光. 伸筋草煎剂对小鼠免疫功能影响的实验研究[J]. 中医药学报,2005,33(4):36.
[9] 尹丽颖,边晓燕,韩玉生. 伸筋草醇提物对佐剂性关节炎大鼠滑膜组织的形态学影响[J]. 中医药信息,2008,25(2):28.
[10] 苗兵,杨金,周忠光. 伸筋草乙醇提取物对佐剂性关节炎大鼠类风湿因子和血清细胞因子的影响[J]. 中医药信息,2008,25(3):22.
[11] 吕衡,周忠光,边晓燕. 伸筋草提取物对AA大鼠RF及Ig影响的实验研究[J]. 哈尔滨商业大学学报:自然科学版,2008,24(3):274.

附:与马兜铃酸相关的中药

近年来马兜铃酸类成分的毒性反应及含马兜铃酸的中药引起肾脏损害——马兜铃酸肾病(aristolochic acid nephropathy,AAN)[1]的报道不断出现。马兜铃酸的毒副作用及含马兜铃酸的中药受到人们关注。因为不少祛风湿的藤类药含马兜铃酸,因此,在讨论藤类药时,一并将与马兜铃酸相关的中药予以介绍。

(一)马兜铃酸的毒副作用

马兜铃酸(aristolochic acid)为一类含硝基的菲类有机酸,主要存在于马兜铃科(aristolochiaceae)马兜铃属(aristolochia L.)植物中,是该属植物的重要特征性成分。天然存在的有马兜铃酸A、B、C、D、E、7-羟基马兜铃酸、7-甲氧基马兜铃酸等,是一类植物界罕见的化合物。马兜铃酸体外试验与动物研究都表明可导致肾小管坏死、肾衰竭,除肾中毒反应外,还具有胃肠道、肝脏的毒性反应、过敏性紫癜、神经系统损害(中枢神经系统抑制作用而使肌肉松弛,甚至麻痹呼吸中枢继而引起呼吸困难,可致瘫痪、血压下降、嗜睡、瞳孔散大及知觉丧失)及较强的致突变性和致癌性(研究表明马兜铃酸是迄今为止对啮齿类动物最强的致癌物之一)[2]。从目前大多数的临床病例报告可以看出,含马兜铃酸的中药引起的肾损害多是由于大剂量或长期使用所致[3]。短期大剂量服用含马兜铃酸中药常引起急性肾衰竭,可伴近端及远端肾小管功能障碍,如肾性糖尿、低渗尿及肾小管酸中毒,且尿酶(指N-乙酰-β-D-葡萄糖苷酶(NAG酶)及溶菌酶)明显增高,尿常规显示轻度蛋白尿,为肾小管低分子蛋白尿伴少量

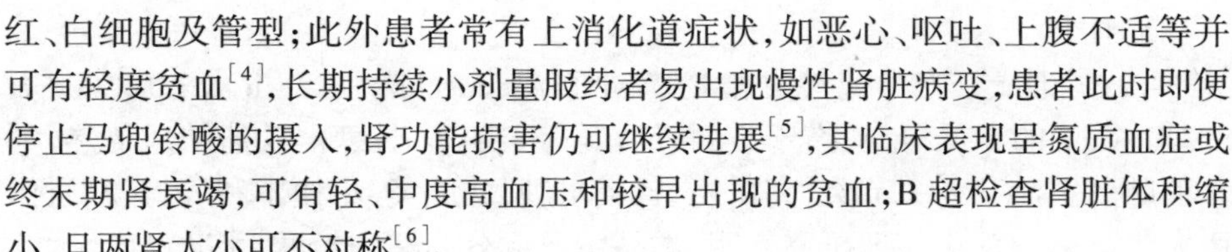

红、白细胞及管型；此外患者常有上消化道症状，如恶心、呕吐、上腹不适等并可有轻度贫血[4]，长期持续小剂量服药者易出现慢性肾脏病变，患者此时即便停止马兜铃酸的摄入，肾功能损害仍可继续进展[5]，其临床表现呈氮质血症或终末期肾衰竭，可有轻、中度高血压和较早出现的贫血；B超检查肾脏体积缩小，且两肾大小可不对称[6]。

（二）与马兜铃酸相关的中药

1. 木通　目前所用木通药材，主要有关木通、川木通、淮木通和白木通4类。

（1）关木通：为马兜铃科植物东北马兜铃 Aristolochia manshuriensis Kom. 的干燥藤茎，主产于吉林、辽宁、黑龙江等地。味苦，性寒，有毒；归心、小肠、膀胱经。功能清心火，利小便，通经下乳。用于口舌生疮，心烦尿赤，水肿，热淋涩痛，白带，经闭乳少，湿热痹痛。内服3～6g，外用适量。化学成分主要为马兜铃酸、马兜铃内酞胺、木兰花碱、β-谷甾醇、齐墩果酸、常春藤皂苷元等，其中马兜铃酸亦称木通甲素，是关木通的主要成分之一。含有关木通的龙胆泻肝丸是中医治疗肝胆实火、三焦湿热的良药。但是近年来不断有龙胆泻肝丸可致慢性肾损害的报道，认为关木通中的马兜铃酸导致肾损害，但分析文献和临床报道，龙胆泻肝丸之所以会出现肾损害，很大原因是由于未遵循中医"辨证论治"、"因人而治"的原则，"中药西用"所出现的毒副作用。因方中多为苦寒之品，易伤脾胃，使用时应中病（证候缓解）即止，不宜久服，药量不能随意加大，长期或超剂量使用，将损伤脾肾之阳气。临床观察，并非所有服用龙胆泻肝丸的人都会出现毒副反应，故推测可能与人体体质的特异性有关。

（2）川木通：为毛茛科植物小木通 Clematis armandi Franch. 或绣球藤 C. Montana Buch. -Ham. 的干燥藤茎，主产于四川。味淡苦，性寒，无毒；归心、小肠、膀胱经。功能清热行水，通利血脉，通乳。用于湿热癃闭、水肿、淋病、妇女乳难、月经闭止。内服煎汤，5～15g，但小便过多、遗尿、精滑气弱者及孕妇忌用。主要化学成分为齐墩果烷型五环三萜类化合物及其糖苷、脂肪醇、β-谷甾醇。

（3）白木通：为木通科植物白木通 Akebia trifoliata（Thunb.）Koidz.var. australis（D iels）Rehd. 或三叶木通 A. trifoliata（Thunb.）Koidz. 及木通 A. quinata（Thunb.）Decne. 的干燥木质茎，主产于四川、湖北、湖南、广西等地。味苦性凉，归心、小肠、膀胱经。功能泻火行水，通利血脉。用于治疗小便赤涩、淋浊、水肿、胸中烦热、喉痹、咽痛、遍身拘痛、妇女经闭、乳汁不通等。主要化学成分为木通皂苷、常春藤皂苷元、齐墩果酸、白桦脂醇、豆甾醇、β-谷甾醇、肌醇等。

（4）淮木通：为马兜铃科植物淮通马兜铃（宝兴马兜铃）A. Moupiensis Franch. 或大叶马兜铃 A.kaempferi Willd. 的干燥木质茎，主产于四川、云南、贵州、湖北等地。味苦性寒，功能清热除湿，排脓止痛。用于治疗湿热小便不利、尿血、湿疹、荨麻疹、风湿关节痛等。

2. 防己

（1）广防己：为马兜铃科植物广防己 A. fangchi Y. C.W u ex L.D.Chow et S.M.H wang 的干燥根，主产于广西、广东。味苦、辛，性寒。功能祛风清热、利水消肿。主治各种关节炎，高血压，肾炎水肿，膀胱炎，小便不利等，其利尿作用尤为显著。现代药理研究表明，本品主要成分为马兜铃酸、木防己素、木兰花碱、β-谷甾醇等。马兜铃酸具有多种药理作用，主要有利尿，祛痰，扩张支气管，强心，降低血压，抗心律失常，扩张冠脉，镇静，催眠，促递质释放，抗菌，抑制肿瘤，抗过敏，抗炎，解热镇痛等作用[7,8]。

（2）粉防己：为防己科植物粉防己 Stephania tetrandra S.Moore 的干燥块根。气微，味甚苦。功能祛风止痛，利水消肿。用于妊娠水肿，小便不利，湿脚气，风湿性关节痛，痈痈肿毒，高血压等。现代药理研究表明其化学成分主要为多种异喹啉类生物碱，如粉防己碱、防己诺林碱、轮环藤酚碱、氧化防己碱、防己菲碱、小檗胺等。粉防己碱、防己诺林碱均具有镇痛、抗炎及抗肿瘤作用。粉防己碱尚有解热、利尿、平喘、抗过敏性休克及扩冠、降压、抗凝血，增加冠脉血流量、降低心肌耗氧量的作用。防己总生物碱的碘甲烷衍生物“汉肌松”，临床用作肌松剂。

（3）木防己：为防己科植物木防己 Cocculus trilobus（Thunb.）DC. 的干燥根。味微苦，功能祛风止痛，行水消肿。用于肾炎水肿、尿路感染、各种关节炎、神经痛、蛇咬伤等。现代药理研究表明化学成分含生物碱，主要成分为木兰花碱，尚含木防己碱、高木防己碱、木防己胺碱、木防己新碱等。木防己碱对家兔具有降温、降压、血管收缩及麻痹心肌和骨骼肌等作用，木兰花碱主要具有降压作用。

3. 马兜铃　马兜铃科植物北马兜铃 A. contorta Bge·或马兜铃 A. debilis Sieb.et Zucc. 的干燥成熟果实。前者主产于黑龙江、吉林、河北等地，后者主产于山东、江苏、安徽、浙江等地。味苦、微辛，性寒；归肺、大肠经。功能清肺化痰，止咳平喘，清肠消痔，用于肺热咳喘，痔疮肿痛或出血，高血压属肝阳上亢者。煎服 3 ~ 10g；外用适量，煎汤熏洗；一般生用，肺虚久咳者炙用。用量不宜过大，以免引起呕吐。虚寒喘咳及脾虚便溏者禁服，胃弱者慎服。

4. 青木香　本品为马兜铃科植物马兜铃的干燥根，主产于江苏、浙江、安徽等地。味辛、苦，性寒；归肝、胃经。功能行气止痛，解毒消肿。用于胸胁、脘腹疼痛，泻痢腹痛，疔疮中毒、皮肤湿疮、毒蛇咬伤。煎服 3 ~ 9g，散剂每次 1.5 ~ 2g，温开水送服；外用适量，研末敷患处。现代药理研究证实，青木香总碱对金黄色葡萄球菌、绿脓杆菌等有抑制作用；马兜铃酸有增强免疫的作用，青木香对血管具有直接收缩作用，但青木香煎剂及从马兜铃果实中提取的木兰碱对狗、猫等动物均有明显降压作用。在实验动物交感神经完整情况下，青木

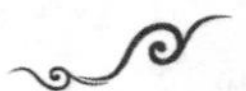

香制剂可引起血管扩张，临床用于治疗高血压，也用于利尿，由于青木香对肾脏、胃肠道刺激过大，不宜长期服用[9]。

5. 寻骨风　为马兜铃科植物绵毛马兜铃 A. mollissima Hance 的根茎或全草。主产于河南、江苏、江西等地。味辛、苦，性平；归肝经。功能祛风湿，通络止痛，用于风湿痹痛，肢体麻木，筋脉拘挛，关节屈伸不利，可单用水煎、酒浸、制成浸膏服；亦可与威灵仙、羌活、防风、当归等同用，煎服 10～15g；外用适量。现代药理研究证实，煎剂对类风湿关节炎有较好的止痛、消肿、改善关节功能的作用。

6. 天仙藤　马兜铃科植物马兜铃和北马兜铃 Aristolochia contorta Bunge. 的茎叶。主产于浙江、湖北、江苏、河北、陕西等地。味苦、性温，微毒；入肝、脾、肾经。功能活血通络止痛、行气化湿。主治胃痛，疝气痛，妊娠水肿，产后血气腹痛，风湿疼痛。善治风湿病中湿痹和脉痹，凡风湿兼有水湿且肿者最宜。内服：煎汤，3～6g；外用：适量，煎水洗或捣烂敷。现代药理研究证实，该药有较好的镇痛作用。其含有马兜铃酸，虽对肾脏有一定损害，肝肾不全体虚者尽量少用。如若辨证准确，配伍在复方中适量运用，其祛湿消肿功效比一般药物好。

（三）对含马兜铃酸中药的处理

1. 关木通、广防己、青木香因其主要成分马兜铃酸的肾毒性作用而被禁用，2005 年版《中国药典》已将其删除。笔者经认真查阅、分析文献及临床病例报告，川木通与关木通、广防己与粉防己分别作用相似，但川木通、粉防己动物实验及临床使用均未报道有肝肾等毒性反应，且药力平稳，因此，目前临床上以川木通代替关木通、粉防己代替广防己使用。

2. 含马兜铃酸的中药达数十种之多，除了药典删除的关木通、粉防己外，其余中药因其治疗作用而依然在临床使用。鉴于这类药物含有马兜铃酸，因而在用药过程中应该严格掌握使用剂量、用药时间和适应证，应用复方而避免使用单味药，注意监测肝肾功能、尿常规、血常规等，避免或减少药物毒性反应的发生。若出现轻度症状如恶心、呕吐等，用蜜炙后再入药，可免此弊；较严重者如知觉麻痹、呼吸困难、肾功能损害等，需立即停药并积极对症处理，可洗胃、服浓茶或鞣酸等。

参考文献

[1] 高瑞通，郑法雷，刘彦信，等．钙拮抗剂对马兜铃酸 Ⅰ 所致 LLC-PK1 细胞凋亡及细胞内钙离子浓度的作用[J]．肾脏病与透析肾移植杂志，1999，(8)：6-9.

[2] 姜廷良．关于马兜铃属某些植物和马兜铃酸的致癌性问题[J]．中国中医药信息杂志，2002，9(7)：73.

[3] 丁林生,楼凤昌. 马兜铃属植物的化学成分[J]. 中草药,1983,14(9):424.
[4] 尹广,胡伟新,黎磊石. 木通中毒的肾脏损害[J]. 肾脏病与透析肾移植杂志,1999,(8):10-14.
[5] Van Ypersele de Strihou C.,Vanherweghem JL. The tragic paradigm of Chinese herbs nephropathy [J]. Nephrol Dial Transplant,1995,(10):157-160.
[6] Register F,Jadoul M,van Ypersele de Strihou C. Chinese herbs nephropathy presentation, natural history and fate after transplantation [J]. Nephrol Dial Transplant,1997,(12):81-86.
[7] 王浴生. 中药药理与应用[M]. 第2版. 北京:人民卫生出版社,1998.
[8] 王本祥. 现代中药药理学[M]. 天津:天津科学技术出版社,1996.
[9] 黎克湖,李灵芝. 马兜铃属植物的药理学研究[J]. 武警医学院学报,2000,9(3):230.

（钱　先　董丹丹　钱祎灵）

第十一节　中药的肝毒性及肝损害的防治

在药物使用过程中,因药物本身、其代谢产物、特殊体质对药物的超敏感性或耐受性降低所致的肝脏损害称为药物性肝损(Drug-Induced Liver Injury, DILI),亦称药物性肝病,可发生在用药超量时,也可发生在正常用量的情况下,在没有肝病史的健康人或原有严重疾病的患者身上均可出现。DILI通常起病较急,临床表现多变,以急性肝损害为主,不少药物因肝毒性从市场撤出、限用及注册被拒。药物性肝损伤已经上升为全球死亡原因的第5位[1]。下面围绕本节主题探讨几个问题。

一、中药是否安全

社会上有一种说法,就是"中药没有毒,西药有毒","中药不会引起肝损害,西药是化学合成药物,会引起肝损害",这是一个认识误区。其实中医对中药的毒副作用早有认识,在中药防治疾病的数千年历史中,人们对于中药的功效和毒副反应的认识不断深化。我国古代文献对药物"毒性"的记载,也存在不同的概念。上古时期,"毒"与"药"的含义相通,《周礼·天官冢宰》云:"医师掌医之政令,聚毒药以供医事";《素问·汤液醪醴论》有"当今之世,必齐毒药攻其中"之记载,说明古人早已认识到药物的两重性。"毒"即指药物的偏性,我国现存最早的本草专著《神农本草经》共载药365种,根据药物有毒无毒分为上、中、下三品,古人将中药分为大毒、常毒、小毒、无毒四种。《内经》云:"能毒者,以厚药,不胜毒者,以薄药";《素问·五常政大论》有如下记载:"帝曰:有毒无毒,服有约乎?岐伯曰:病有新久,方有大小,有毒无毒,固宜常制矣。大毒治病，十去其六；常毒治病，十去其七；小毒治病，十去其八；无毒治病，十去其九；谷肉果菜，食养尽之，无使过之，伤其正也。”魏晋时药物毒性专指药物的毒副反应，隋·巢元方《诸病源候论·卷二十六·解诸药毒候》：“凡药云有毒及大毒者，皆能变乱，于人为害，亦能杀人”；张景岳《类经·脉象类》指出：“毒药，谓药之峻利者”；李时珍《本草纲目》中也云：“乌附毒药，非危病不用”；《神农本草经·序例》说：“若有毒宜制”，所谓制就是监制之意，通过药物配伍来限制其毒性。

中药的有毒无毒是相对的，传统上所谓中药的“毒性”，是指中药的一种偏性，是中药的一种特性。药与“毒”是对立统一的，毒药既有治疗疾病的一面，也有对人体不利的一面。

近20年来国内外文献相继出现有关中药及植物药引起的药物性肝损害及药物性肝炎的报道，国内引起DILI排在首位的是中草药[2]，报道较多的有雷公藤制剂、黄药子、川楝子、菊三七、苍耳子、艾叶等引起的肝损伤。如：有研究发现，黄药子或其代谢产物在肝脏细胞内达到一定浓度时就会直接干扰肝细胞代谢，造成肝脏的损害[3]；川楝子可发生急性中毒性肝炎，出现转氨酶升高、黄疸、肝肿大、叩击痛[4]；《中国药典》2005年版记载，艾叶“有小毒”，据报道，成人1次内服艾叶生药20～30g，即可出现中毒性肝炎，甚至死亡[5]；三七使用过量或患者肝脏功能减退则可能引起肝脏损伤[6]。通过雷公藤甲素，建立小鼠急性肝毒性模型，并发现其血清丙氨酸氨基转移酶（ALT）、天冬氨酸氨基转移酶（AST）明显升高[7-8]。重楼用量过大可出现肝损伤，重楼皂苷有较强的溶血性[9]，具有一定的肝细胞毒作用，对肝线粒体细胞膜有破坏作用[10]。

国外也越来越关注中草药的药物性肝损害，新加坡的一项研究，亦把中药列为肝损害的首位原因[11]。此外，日本也越来越重视传统中草药（汉方药）导致的药物性肝损害。据有汉方医专家出诊的富山医科药科大学和汉药诊疗部门诊调研统计，汉方药导致肝损害的发生率为0.1%[12]。医学界已出现“草药相关性中毒性肝炎”这个新的专有名词，并已经引起世界范围内的广泛关注。

二、导致肝损伤的中药主要成分

一般认为含生物碱、苷类、毒蛋白类、萜类及内酯类、蒽醌衍生物类及重金属类中药，其药物性肝损害的发生率比较集中，并且含有碱类、苷类成分的药物肝损害发生率明显高于含有其他成分的药物。研究发现中药四气、五味、归经与肝毒性有一定相关性：寒性、热性药肝毒性的发生率明显高于平性及无药性记载的药物；苦味、辛味两类药物肝毒性的发病率明显高于其他药物；归肝、脾、肾经三类药物的肝毒性明显偏高[13]，导致肝损伤中药的主要成分有以下几类：

（一）生物碱类

菊科的千里光属、款冬属、蜂斗菜属、泽兰属，紫草科的紫草属、天芥菜属、倒提壶属和豆科的猪屎豆属，它们化学结构中的不饱和酯型吡咯双烷生物碱，能使肝细胞的 RNA 聚合酶活性下降，异常核分裂，形成多核巨细胞，急性期引起大量肝小叶中央区坏死，病变后期网状纤维坍塌，出现肝纤维化；延胡索中的延胡索乙素被认为是其毒性的活性成分，延胡索乙素的确有某些与双稠吡咯生物碱结构上的相似性，可引起肝脏损害。中药中的川乌头、雷公藤、喜树、花慈菇、藜芦、萝芙木、常山、石榴皮、山豆根、苦豆子、石蒜、野百合、紫草、黄杨、千里光、菊三七、土三七、猫尾草、大白顶草等含有的生物碱都是引起肝损害的化学成分；雷公藤含雷公藤碱[14]，使用不当及剂量过高可造成肝脏、肾脏、心脏出血性的坏死。宋金萍[15]等研究显示，秋水仙碱能使大鼠血清中总胆汁酸（TBA）含量和碱性磷酸酶（ALP）活性升高，总磷（TP）和白蛋白（ALB）含量降低，肝组织中多药耐药相关蛋白 2 基因（MRP2）和胆盐输出泵基因（BSEP）表达下调，细胞色素 P450 7A1（CYP7A1）表达上调，造成了肝脏中胆汁的淤积，大量的胆酸对肝细胞产生了毒性。病人的直接肝毒性效应与其服用剂量呈正相关，且直接的细胞毒性至少在实验中被证明是因有生物碱活性的植物药引起[16]。

（二）苷类

苷类是由糖和非糖部分结合而成的一类化合物，可分为强心苷、氰苷和皂苷三类，包括三七、栀子，还有黄花夹竹桃、夹竹桃、八角枫根、商陆、黄药子、狼毒、泽泻、虎杖、望江南子、大戟、鸦胆子、番泻叶、何首乌等。含有皂苷的黄药子、三七、商陆等都是公认的肝毒性中药，黄药子含薯芋皂苷、薯芋毒皂苷，其引起的药物性肝损主要临床表现为胃纳减退、乏力、上腹部饱胀、恶心及肝脾肿大和黄疸，肝功能试验可见谷丙转氨酶（ALT）、谷草转氨酶（AST）、总胆红素（TBIL）升高[13]；苍耳子水浸剂中分离出来的苍术苷与羧基苍术苷具有肝损伤作用[17]；栀子苷是肝毒性的主要物质，给予大鼠栀子提取物之后，测得血清中 ALT 和 AST 活性增加，TBIL 含量上升[18]。

（三）毒蛋白类

苍耳子、巴豆、蓖麻子、油桐子、相思子、麻疯树、天花粉、蜈蚣、蛇毒、蝮蛇、葛上亭长等均含有毒蛋白，蓖麻子的毒性成分是蓖麻碱和蓖麻毒素（即蓖麻毒蛋白），蓖麻毒素是一种细胞原浆毒，能阻断蛋白质的合成；相思豆蛋白的毒性反应通过失活核糖体亚单位最终抑制蛋白质的合成；苍耳子[14]含毒蛋白、苍耳子油等有毒成分，能损害心、肝、肾等内脏以及引起脑水肿，尤以肝脏的损害最为明显，苍耳子所含的毒蛋白可引起消化道中毒，严重者出现黄疸、肝脏肿大压痛，ALT、AST 明显升高。

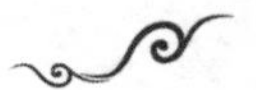

（四）萜类及内酯类

川楝子、大戟、马桑叶、艾叶、苦楝子等所含萜类及内酯类成分能引起肝损伤，川楝子的毒性成分川楝素（四环三萜），可引起急性中毒性肝炎，病理检查出现肝细胞变形、胞浆透明、胞核缩小、染色质融合成片、肝窦极狭窄、肝细胞索离散、胞核消失或变性。程蕾等[19]报道，川楝子乙酸乙酯提取部位有较强的急性毒性作用，它能使血清中AST和ALT水平上升[20]，其含药血清随药物在血清中的浓度升高，肝损伤程度加重；苦楝、艾叶、决明、贯众等药物的毒性成分作用于人体后，可表现为纳差、呕吐、腹泻、肝肿大及黄疸等，甚至引起休克或呼吸麻痹等[21]；薄荷中的薄荷油，其主要成分甜薄荷萜，可快速而大量地削弱耗尽谷胱甘肽[16]。

（五）蒽醌衍生物类

有效成分为蒽醌衍生物的大黄、何首乌也能引起肝损伤。灌服或注射大黄蒽醌或大黄浸膏，能引起大鼠甲状腺腺瘤样变化，肝细胞退行性变性，肝静脉淤血。大黄的毒性成分是其所含的蒽醌衍生物及鞣质等成分，长期服用蒽醌类泻药可致胶原纤维蓄积而导致纤维化。

（六）重金属类

朱砂、雄黄、轻粉、密陀僧、胆矾、铅丹所含重金属为肝毒性成分，朱砂的汞主要以硫化物形式即硫化汞（HgS）存在，口服朱砂有少量汞能被胃肠道吸收，并分布于血液和全身多个脏器，引起血、心、肝、肾、脑蓄积性中毒，肝中毒表现为肝细胞肿胀、变性，局灶性坏死，ALT升高；富含金属的中药如砒石（红砒、白砒）成分为三氧化二砷，急性中毒可并发中毒性肝炎、肾衰、心肌炎等[14]。

（七）鞣质类

鞣质类中药包括五倍子、石榴皮、四季青、诃子等，五倍子中含有大量水解鞣质，对肝脏有直接毒性作用，其主要毒性成分为鞣质，其毒性损害程度与剂量呈正相关，长期使用五倍子可引起肝细胞脂肪变性，极大剂量则引起灶样性肝细胞坏死，肝小叶中心坏死、脂肪肝，甚至肝硬化。

（八）其他毒性成分

藤黄、红茴香根、大风子、半夏、芫花、甜瓜蒂等所含酸类、醇类为毒性成分；细辛、艾叶、土荆芥、芸香、薄荷、杜衡、麝香草等所含挥发油亦可导致肝损害。

三、中药肝毒性的发生机制

药物在肝脏内进行代谢，通过肝细胞光面内质网上的微粒体内一系列的药物代谢酶（简称药酶，包括细胞色素P450，单氧化酶，细胞色素C还原酶等）以及胞浆中的辅酶Ⅱ（还原型NADPH），经过氧化或还原或水解形成相应的中间代谢产物（第Ⅰ相反应），再与葡萄糖醛酸或其他氨基酸结合（第Ⅱ相反应，即药物的生化转化),形成水溶性的最终产物,排出体外,最终代谢产物的分子量大于200的经胆系从肠道排出,其余则经肾脏泌出。

中药肝损伤机制同西药药源性肝损伤一样,包括直接损伤、间接损伤、免疫介导的肝损伤。直接损伤,即药物及其中间代谢产物对肝脏的直接毒性作用,多由药物过量所致,药物直接损害肝细胞内质网、线粒体等细胞器引起的肝损伤;间接损伤,是药物诱导或抑制肝药酶,增加另一种药物的毒性引起的肝损伤;免疫性肝损伤,是指某些药物或其代谢产物与肝内特异性蛋白结合成抗原,经巨噬细胞加工后递呈给免疫细胞,引起一系列免疫反应而至肝损害。有报道自身免疫性肝炎可由服用麻黄而加剧,或由大柴胡汤诱发。中药所含药物成分复杂,一种中药或复方引起的肝损伤可同时通过几种机制作用。

四、影响肝脏损害的因素

(一)患者体质及原有疾病

1. 患者机体的营养及健康状态差异,如老年人、孕产妇及肝肾功能障碍者易有中毒反应。

2. 对某种中草药的耐受性及成瘾性,个体差异很大,即使应用允许剂量范围内的亦有发生中毒者。

3. 存在遗传性肝脏代谢酶缺陷,如有家族性服用首乌后发生急性肝损伤的报道。

(二)肝毒性药物使用的剂量、时间及给药途径

1. 病人因无知而自服或误服某些有毒中草药或中成药,或因剂量过大、用药时间过长而致肝损害。黄药子煎汤内服常用量为3~9g[22],多数患者在服黄药子总量达500~1500g后发病;中药栀子常规剂量为3~9g,倘若服用36g甚至更高的剂量,也会导致肝脏的损伤[13]。

2. 某些中药的主要有效成分,由于治疗时间过长,也是引起不良反应的主要成分,如雷公藤,砒霜等。我们对雷公藤所致肝损进行了统计学分析,发现在剂量正常,给药途径相同的情况下,其肝损发生率与时间呈正相关,用药4周时,56.2%病人可出现肝损伤[23],因此在使用这类药物时,我们应做好监测药物毒性工作,定期复查患者肝功能。

3. 中药的给药途径不同,所致肝损害亦不相同。如斑蝥、雄黄等为毒性中药,口服会造成伤害,外用则毒性降低[24]。

4. 在药物使用剂量、时间及给药途径均正常的情况下,方剂或成药中,中草药品种愈多,产生肝损害的可能性亦随之增加。

(三)炮制方法对肝毒性的影响

中药炮制是中医学遗产的一部分,明代《本草蒙筌》即指出“酒制升提;

姜制发散；入盐走肾而软坚，用醋注肝而住痛；乳制润枯生血；蜜制甘缓益元……”中药的毒性可以通过炮制方法除去或减少。临床所用中药多为炮制过的中药，通过炮制减毒的方法使其毒性成分含量降低或化学结构改变，其毒性作用会明显减弱甚或消失。生川乌所含成分为乌头碱，毒性很大，经炮制后变为乌头次碱，毒性小，进一步炮制生成乌头原碱，毒性很小或一般无毒，不会对人体造成伤害。李玥等将生乌头和经甘豆汤炮制的乌头分别给予两组大鼠，研究发现制乌头组大鼠在投药后第 7 天和第 14 天血浆 AST，ALT 较生乌头明显降低，得出结论：制乌头较生乌头能显著减轻对大鼠肝功能的损害[25]。颜晓静等发现甘遂醋制可降低其肝毒性，其可能机制为通过降低甘遂对肝细胞膜通透性的影响及减轻氧化损伤而实现[26]。

（四）配伍对肝毒性影响

1. 中药的配伍增毒效应　中药组方理论中很早即有“十八反”、“十九畏”，中药配伍有时可增毒，有报道贝母与制半夏、人参与五灵脂等，单用均无毒，但若两相配伍，可能产生毒性。有关十八反的增毒效应，尚有待进一步研究。

2. 中药的配伍减毒效应　“相畏”、“相杀”都是在复方中应用毒性中药配伍减毒的根本依据，使用配伍减毒可提高应用中药的有效性和安全性。黄药子配伍当归和五味子，具有减毒增效的作用，并证明黄药子、当归配比以 1∶2 组作用最好[27-28]；苍耳子配伍黄芪可降低其过氧化作用，降低肝丙胺醛（MDA）的含量，提高谷胱甘肽过氧化物酶（GSH-Px）和还原型谷胱甘肽（GST）的活力，从而降低其对肝脏的毒性作用[29]。有文献表明，雷公藤多苷片联合白芍总苷能起到增效减毒作用[23]，川楝子中所含的川楝素有明确肝毒性，“一贯煎”（组方中含有川楝子）为肝病临床治疗常用的中医古典方剂，该成方在动物实验中证实有良好的抗肝损伤效果，并未发现加重肝损伤现象，可能即是配伍减毒的例子。

（五）中草药自身因素

1. 中草药的化学成分和药理活性非常复杂，有一些可能表现出药效和药害的双重性，即既可治疗肝病，同时也能引起肝损害，如大黄、柴胡。

2. 中医界对一些中草药的毒性存在认识不足，传统认为“无毒”的中药品种，现代临床却发现其具有肝毒性，如黄药子、天花粉、番泻叶、何首乌等。

3. 中草药中同名异物或异名同物的情况不少，可因误认误用而致中毒，如：防己有广防己、粉防己等之别，广防己临床报道有肝、肾毒性。

（六）非中草药本身的因素

1. 中草药同名异物、同物异名的现象相当严重，由于认错植物而引起的中毒屡有报道，如药典规定使用的沙苑子，系豆科植物扁茎黄芪的种子，而不是豆科植物猪尿豆的种子，后者含有野百合碱，对肝脏有破坏作用[30]；又如重楼的别名多达十几种，其中古代本草中多称之为蚤休，而蓼科植物拳参的别名亦称蚤休，但功效有别。

2. 同一植物的不同部分，常有不同的药效和毒性，若选用了药材的错误部分有可能引起中毒。一般认为雷公藤的有毒成分以芽、叶、花、茎和根皮中含量最高，临床应用雷公藤习惯用其去根皮的根心。大鼠急性毒性试验结果表明，雷公藤根皮提取物（腹腔注射）的 LD50 为（3.92 ± 0.02）g/kg，而根心提取物的 LD50 为（7.25 ± 0.02）g/kg[31]。

3. 加工炮制中的问题　炮制工艺不科学，或炮制不当，或以生代制可致不良毒性反应，如川楝子的成熟果实有小毒，毒性成分可能为毒性蛋白，内服过量可出现中毒反应，主要为肝脏损害、中毒性肝炎等，炒制后可降低毒性[32]，所以入药川楝子多用炮制品。

4. 因包装、保管不当致使药物污染或霉变，可致中毒性药源性肝损害。

5. 在药品生产或加工过程中，掺杂施假。

6. 成品的品名或剂量标记错误。

（七）医源性的因素

1. 中医治病精于辨证，若辨证失误，用药就会适得其反。药性的偏胜是中药治疗作用的基础，“寒者热之，热者寒之”，若运用不当，不合理使用，会增加药害反应。

2. 中西药不合理配伍也易引起肝损害。有研究发现，一些中药与镇痛药合用时有潜在的毒性，如非甾体抗炎药尤其是阿司匹林，与银杏、当归、人参、姜黄等合用，可使前者的抗血小板作用增强，从而增加出血的危险性；对乙酰氨基酚与具有潜在肝毒性的中药合用，可使后者的肝毒性增加[33]。

五、药物性肝损害分类

国际药物性肝损害分型标准将药物性肝损害分为 3 型[34]：ALT 大于正常上限的 2 倍或 R≥5（R = ALT 超过正常值的倍数 /ALP 超过正常值的倍数）为肝细胞型；ALP 大于正常上限的 2 倍，而 R≤2 为肝内胆汁淤积型；ALT 和 ALP 均高于正常上限的 2 倍，而 2 < R < 5 时为混合型。

根据临床表现和实验室检查结果的不同，可将药物性肝损害分类如下：

（一）急性肝细胞型

急性肝细胞型主要病理生理改变为转氨酶显著升高，血清胆红素水平无变化，肝组织病理学检查可见肝小叶中心坏死并伴有嗜酸性粒细胞浸润。引起急性肝细胞损害的常见药物有桑寄生、姜半夏、蒲黄、天花粉、五倍子、大黄、泽泻、四季青、檫木、欧亚薄荷、青黛、黄药子等，停止使用此类药物多数患者症状可迅速好转，并在 1 ~ 3 月内完全康复，极少数急性肝损害可演变成慢性肝

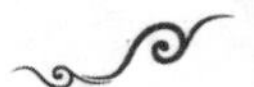

炎甚至肝硬化，但如果继续用药，则可能导致急性重型肝炎或亚急性重型肝炎，死亡率在90%左右，立即行肝移植是唯一的治疗方法。

（二）急性肝内淤胆型

急性肝内淤胆型可分为两种亚型：

1. 单纯性胆汁淤积型　血清生化检查可见ALP及TBIL升高，ALT水平正常或轻度升高；肝组织病理学检查可见小叶中心区肝细胞内胆红素沉积，微胆管扩张，胆汁淤积，多见于使用雷公藤类药物及衍生物导致肝损害，停止用药后患者可以完全康复。

2. 胆汁淤积型肝炎　肝组织病理学检查可见门脉区胆汁淤积和炎性浸润，常见于莽草、紫金牛、穿山甲及复方丹参注射液等药物所致，预后较肝细胞型肝损害要好，通常停药后症状很快消失，几周内即可康复，极少数可进展为类似原发性胆汁淤积型肝硬化的慢性胆汁淤积。

（三）混合型

混合型的病理学特征综合有以上两种类型的特点，同时有肝细胞损害和胆汁淤积的改变，常见于黄药子、雷公藤、金不换等药物，预后通常较好，极少进展为暴发性肝炎或肝硬化。

（四）其他类型

其他类型可包括以下几类：

1. 慢性肝炎型　临床类似慢性活动性肝炎，常见于石蚕香、金不换等药物。

2. 慢性胆汁淤积型　表现为长期阻塞性黄疸，常见于中药复方壮骨关节丸。

3. 血管病变　小剂量长期服用含肝毒吡咯双烷生物碱的植物药（见前）可以导致肝静脉闭塞症，肝窦扩张和肝性紫癜。

4. 偶见药物诱发的肝细胞肝癌和肝腺瘤，可由以下原因引起，包括黄樟素、苏铁素、肝毒吡咯双烷生物碱、鞣质、香豆素、向日葵油，临床表现可有无症状性肝肿大，肝静脉血栓形成，肝静脉阻塞综合征，肉芽肿性肝病等，但其发生率均较低。

金实教授带领研究人员对江苏省中医院2001—2006年出院诊断为药物性肝损害的病例60例进行分析，发现中药导致的DILI与西药相比有一定差异，表现为：其一，出现肝损时间不同，中药组较西药组出现肝损时间长；其次，表现为DILI类型不同；其三，中药组出现胆汁淤积型概率较西药组大。

六、中药肝损害的防治

（一）要正确认识中药药物性肝损害

无论是中药还是西药都具有药物的双重作用，即在治病的同时产生毒副作用。西药青霉素过敏甚至致死的病例屡有报道，可导致肝损害的西药亦是数以百计，可是这些药物至今仍在按规定正常使用，对于中药的毒性，我们也要一分为二地看待，既不能一味地认为中药是天然药材，没有毒副作用；也不能因为科技的发展，对中药毒性研究发现的深入，就夸大它的毒副作用而禁止使用。

（二）合理用药，防止中药肝损害的发生

我们要用科学的态度看待中药毒性，引导人们合理有效地使用中药。第一，尽量使用炮制过的中药，现有文献所载：中药药物性肝损害研究多为中药的生药研究，临床使用炮制过的中药，因其毒性成分含量降低或化学结构改变，其毒性作用已减弱或消失；第二，掌握用法用量，合理配伍。中医治病讲究理、法、方、药，讲究辨证、动态地看问题，而单味药研究的孤立、静止、片面性与中医治则相违。中医配伍用药不但能减毒，还能增效，服药剂量过大，服用的时间过长，发生毒副作用的可能性都会增加，间歇轮换使用药物，避免药量蓄积，合理规范用药能有效地防止药物性肝损害（前文已有所述）。第三，了解病史，辨证用药。临床应充分了解病人有无肝病史及对药物的毒副反应史，对上述病人应尽量回避可能造成肝损害的中药，并结合病人体质、年龄、病症辨证施治。第四，常规进行安全性检查。中药治疗期间医生需重视并多了解中草药制剂的不良反应，对患者要定期进行常规肝肾功能、血常规检查，一旦发现患者出现乏力、纳差、黄疸等症状，或出现皮疹、发热等过敏表现，要及时处理。

认为，风湿免疫病人常用药物中，雷公藤、川草乌、三七、紫草、山慈菇、山栀、黄芩、虎杖、首乌、苍耳子、蜈蚣、蝮蛇、全蝎、艾叶、决明子、大黄、诃子、五倍子、石榴皮、法半夏、南星、细辛、麻黄、广防己、薄荷等药物可能出现药物性肝损害，但在辨证得当，炮制用量配伍合理，严密观察的前提下，完全可以不出现肝损害，收到良好治疗效果。临床存在不少中西医久治不愈的老大难患者，长期使用雷公藤、半夏、虎杖、细辛等并未出现肝损害。有一例风湿性关节炎合并慢性丙型肝炎患者，长期使用蜈蚣、全蝎、三七、黄芩、黄柏等药物，未合并任何西药，就达到症状缓解，ESR、CRP、RF 均转阴，肝功能持续正常的满意效果。

（三）对药物性肝损害的处理

首先要立即停药，查找导致肝损的原因。第一，判断是否是中药导致的肝损害，并确定具体药物；第二，判断肝损害是否合并其他用药，如抗生素等可导致肝损；第三，判断肝损害是否合并其他肝脏疾病。例，某一 RA 患者长期服用中药，包括青风藤、桑寄生、狗脊、白芍等药，突然出现 ALT > 300U/L，患者外出，在外饮食，曾有输血史，查病毒全套、自免肝抗体等，发现抗 HEV-IgM 阳性，考虑患者肝损为戊肝所致。又发现某患者，长期服用激素，发现 ALT 76U/L，患者病毒全套、自免肝抗体（–），B 超示：脂肪肝，考虑患者肝功能异常与脂肪

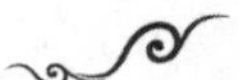

肝相关。

其次，如发现肝损，应即时应用安全的保肝药物。

参照黄疸、胁痛、积聚、臌胀等症状对药物性肝损进行辨证论治，取得较好疗效，具体治法如下：

1. 清利湿热法　辨证属湿热壅滞，肝胆失泄者，治以清利湿热，方用栀子柏皮汤加减。栀子苦寒，能泻三焦火，黄柏苦寒，能利湿退黄，桅、柏相配大苦大寒，甘草甘平和中补脾，又可调和诸要药，以纠苦寒之偏，三药合用，清泄里热，凉血散结，对肝损伤具有良好的保护作用。

2. 疏肝利胆法　辨证属瘀热互结、肝胆郁滞者，方用大柴胡汤加减。药物：柴胡、黄芩、芍药、半夏、枳实、大黄、郁金、大枣、甘草等，以泄热散瘀、疏肝利胆、解毒利湿、理气通腑。现代研究表明，本方具有利胆保肝、降低胆红素、改善微循环、保护肝细胞、恢复肝功能、预防并发症等作用[35]。

3. 化湿解毒法　辨证属湿热毒邪弥漫三焦，熏蒸肝胆者，治以芳香化湿、清热解毒，方用甘露消毒丹加减，药用滑石、绵茵陈、淡黄芩、石菖蒲、川贝母、车前草、藿香、白豆蔻、陈皮、甘草等。现代研究表明，甘露消毒丹可抑制急性肝衰竭大鼠细胞凋亡，其机制可能与减轻肝细胞 Fas/FasL 的表达有关[36]。

4. 疏肝健脾法　辨证属肝郁脾虚者，方选柴胡疏肝散加减，药用柴胡、枳实、香附、姜黄、陈皮、厚朴、白术、白芍、半夏、砂仁、甘草等，以疏肝健脾、理气和中。李丹、江涛等实验研究表明，柴胡疏肝散具有抑制炎症、调节脂质代谢和降酶保肝的作用，其机制可能与其减少脂质在肝脏的蓄积、降低肝细胞脂肪变性、抑制炎症和脂质过氧化有关[37]。

对于药物性肝损，临床上常选用保肝中成药来治疗，如苦参注射液及茵栀黄注射液对黄疸有明显治疗作用，而垂盆草冲剂、水飞蓟提取物、五味子成分类药能有效地降酶，西药中的甘草酸二胺、硫普罗宁等对药物性肝损亦有较安全的治疗作用。

参考文献

[1] Larrey D. Epidemiology and individual susceptibility to adverse drug reactions affecting the liver[J]. Seminars in liver Disease, 2002, 22(2): 145-155.

[2] 徐惠芳，石新华，艾伟霞，等. 用测折光率的方法检测中药汤剂浓度的研究[J]. 中国医药指南，2010(14): 51-52.

[3] Lin HW, Zhang Z. Advances in studies on Dioscorea bulb-ifera [J]. Chin Tradit Herb Drugs (中草药), 2002, 33(2): 175.

[4] Lu ZQ. Characteristic and Melia toosemdan function modern clinical application [J].

Neimenggu J Tradit Chin Med(内蒙古中医药),1997(1):46.

[5] 王秀娟,许利平,王敏. 常用中药及复方制剂的肝毒性[J]. 首都医科大学学报,2007,28(2):220.

[6] 韩刚,孙辉业,董延生,等. 三七总皂苷对大鼠肝脏肾脏的毒性作用[J]. 中国新药杂志,2006,15(24):2115-2118.

[7] 丁虹,吴建元,童静,等. 雷公藤甲素急性毒性及其机制研究[J]. 中药材,2004,27(2):115.

[8] Mei ZN, Li XK, Wu QR, et al. The research on the anti-inflammatory activity and hepatotoxicity of triptolide-loaded solid lipid nanoparticle [J]. Pharmacol Res, 2005, 51:345.

[9] 杨仓良. 毒药本草[M]. 1版. 北京:中国中医药出版社,1993:73-77.

[10] 刘树民. 中药药物性肝损害[M]. 1版. 北京:中国中医药出版社,2007:199-202.

[11] Wai CT. Presentation of drug-induced liver injury in Singapore [J]. Singapore Med J, 2006, 47(2):116-120.

[12] 萬古直. 传统草药("汉方药")与药物性肝损害[J]. 日本医学介绍,2006,27(6):264.

[13] 林庆勋,徐列明. 正视中草药的肝毒性问题[J]. 亚太传统医药,2008,4(6):88-89.

[14] 齐中元. 试论中药的毒性与合理用药[J]. 淮海医药,2005,23(1):63-64.

[15] 宋金萍,王涛,陈雪梅,等. 秋水仙碱肝损伤机制探讨[J]. 中国药理学通报,2011,27(7):1019-1022.

[16] 刘平. 中草药的肝损伤问题[J]. 中华肝脏病学杂志,2004,4(6):292-294.

[17] Salinas A, De-Ruiz RE, Ruiz SO. Sterols, flavonoids and sesquiterpenic lactones from Xanthium spinosum(Asteraceae)[J]. Acta Farm Bonaerense, 1998, 17(4):297.

[18] 杨洪军,付梅红,吴子伦,等. 栀子对大鼠肝毒性的实验研究[J]. 中国中药杂志,2006,31(13):1091-1093.

[19] 程蕾,雷勇,梁媛媛,等. 川楝子不同提取部位药效及毒性的比较研究[J]. 中药材,2007,30(10):1276-1279.

[20] 齐双岩,熊彦红,金若敏. 川楝子致小鼠肝毒性时效、量效关系研究[J]. 时珍国医国药,2008,19(11):2694-2696.

[21] 王耀宗. 中草药引起的肝损害[J]. 临床内科,1998,15(4):179-181.

[22] 王锦鸿,陈仁寿. 临床实用中药辞典[M]. 1版. 北京:金盾出版社,2006:691-692.

[23] 李红刚,纪伟,苏建明,等. 雷公藤多苷片的肝毒性及增效减毒的文献研究[J]. 中西医结合杂志,2012,32(3):415-417.

[24] 刘成海. 重视中药的致肝毒性与抗肝毒性作用研究[J]. 药品评价,2007,4(6):292-294.

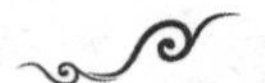

[25] 刘俊岭．甘豆汤炮制的乌头对大鼠肝肾功能的影响[J]. 国外医学(中医中药分册), 1995,17(5):24.
[26] 颜晓静,张丽,李璘,等．醋制降低甘遂对人正常肝细胞 LO2 毒性研究[J]. 中国中药杂志,2012,37(11):1667-1671.
[27] 刘树民,李玉洁,罗明媚,等．当归对黄药子的减毒作用[J]. 中西医结合肝病杂志, 2004,14(4):216-218.
[28] 杨辉,李多娇,王彦云,等．五味子影响黄药子肝肾毒性的实验观察[J]. 临床药物治疗杂志,2008,6(1):29-34.
[29] 刘树民,姚珠星,张丽霞．黄芪对苍耳子肝毒性影响的实验研究．药物不良反应杂志,2007,9(1):17-20.
[30] 胡祖光．中药对抗雷公藤提取物毒性的研究[J]. 中药药理与临床,1994(3):34-36.
[31] 薛璟,贾晓斌,谭晓斌,等．雷公藤化学成分及其毒性研究进展[J]. 中华中医药杂志．2010,25(5):726-733.
[32] 胡志祥．对中药的“毒”和毒性的认识[J]. 湖南中医杂志,1998,(5):46.
[33] 顾文君,刘红春,沈锡中．草药的肝毒性[J]. 世界临床药物,2003,24(4):217-226.
[34] Benichou C. Criteria of drug-induced liver disorders. Report of an international consensus meeting [J]. J Hepatol,1990,11(2):272-276.
[35] 李承功,禚洪敏．邢如彩运用大柴胡汤经验[J]. 江西中医药,1998,29(4):10.
[36] 田展飞．甘露消毒丹对急性肝衰竭大鼠肝细胞凋亡的影响[J]. 中国中医急症, 2010,20:754.
[37] 李丹,江涛,范华倩,等．柴胡疏肝散对非酒精性脂肪肝大鼠脂质代谢及肝功能的影响[J]. 中国药理与临床,2013,29(3):8-12.

(纪 伟 钟灵毓 周丹平)

第十二节 风湿免疫疾病相关“肾系病证”的证治经验

一、概述

肾的生理功能是排泄代谢产物及调节水电解质、酸碱平衡,从而维持机体内环境恒定,保证正常生命活动,肾脏主要有肾小球滤过、肾小管重吸收及内分泌三大功能,这些功能和众多神经体液因子及人体内环境的状态密切相关[1]。

肾脏病是常见病、多发病,严重危害人民群众的身体健康,风湿免疫疾病都有可能出现肾损害,如 50%～70% 的系统性红斑狼疮病程中会出现临床肾脏受累,肾活检显示几乎所有的系统性红斑狼疮均有病理学改变,临床表现为蛋白尿、血尿、管型尿,乃至肾衰竭;类风湿关节炎约7.2%的患者出现肾损害,病程长的患者20%~60%可继发淀粉样病变;长期使用非甾体抗炎药、缓解病情药、激素等药物可继发局灶性狼疮样肾炎、间质性肾炎、肾盂肾炎、肾病综合征、药物性肾炎等肾损害;肾脏病变往往引起心血管、内分泌、代谢、呼吸、消化等多系统、多组织器官的损害,而多系统多组织器官的病变又会促使肾脏病变加重,在病变与治疗上相互影响,错综复杂。

中医认识中的"肾"既和解剖生理学上的肾密切关联,又不能等同。中医认为肾为先天之本,脏腑阴阳之根,主水藏精,司二便。中医"肾系病证"是指以中医脏腑概念"肾"的病变为主的一系列病证的总称,既涵盖很多西医学泌尿系统疾病,又与生殖、遗传、内分泌、心血管、呼吸、消化及结缔组织等疾病相关。

本文主要探讨的是与风湿免疫疾病相关的中医肾系病证的治疗,该病证大致分为四类:一是肾阴肾阳亏虚的病证;二是水液失常、二便失司的病证,如尿少、尿闭、尿频、尿多、尿失禁、排尿涩痛及大便失常;三是精微不固致尿浊、淋证、尿血及尿蛋白异常等病证;四是水湿、湿浊、邪热、瘀毒所致的肾系相关病证。金实教授在诊治风湿免疫疾病相关的肾系病证工作中积累了丰富的临床经验,并提出了补肾固本、祛邪保肾、宣上畅下、健脾助肾四种治疗方法,现综述如下。

二、风湿免疫疾病相关"肾系病证"的治疗探讨

(一)补肾固本

本法适用于肾阴肾阳亏虚,约束无力,封藏失职,精微不固所致的疾病。根据临床病变的不同,补肾固本法又可分为滋阴补肾、温补肾阳、固肾缩尿、固肾涩精等治法。

1. 滋阴补肾　肾阴又称为元阴、真阴,为一身阴液之根本,风湿免疫病患者先天禀赋不足,肾阴素虚,后天久病及肾或长期使用激素等药物伤津耗液,下及肾阴,症见眩晕,腰膝酸软,耳鸣耳聋,口干眼干,舌红少津,脉象细数等,阴虚则生内热,故肾虚阴亏患者多兼有面红烘热,手足心热,口腔糜破,潮热盗汗,尿色黄赤等症,临证中还可能兼夹湿热瘀毒表现。

本证患者临床表现虽多复杂,但均不出肾虚精亏,虚火内扰这一基本病机,且以阴虚为本,火动为标,故治宜滋阴补肾为主,基本方为六味地黄汤、增液汤、二至丸等。创经验方狼疮净治疗肾虚阴亏,瘀热内蕴的系统性红斑狼疮,方中生地、山萸肉、丹皮、菟丝子滋补肾阴;白花蛇舌草、青蒿、益母草等清化瘀热。

金实教授临床以狼疮净为基础，加减应变，往往收到很好效果。曾治一付姓患者，女，21岁，滁州人。有SLE史6年，2004年因发烧，面部红斑，于南京军区总医院初诊SLE，狼疮肾Ⅳ+Ⅴ型，继发股骨头坏死，长期使用激素等药物，近年用药：泼尼松20mg/d，羟氯喹0.2g/d，CTX 0.8g每2周1次。检查：ANA 500U/ml，SSA+，ALT 74.6U/L，AST 36U/L，尿蛋白（++），尿隐血（+），ESR 83mm/h（2011.7.19）。长期用西药治疗病情未能控制，激素副作用明显，患者难以耐受，于2011年7月26日转我院治疗。初诊时面部红斑隐隐、向心性肥胖，光敏感，口干喜饮，指端受冷后苍白青紫疼痛，腰膝酸软，髋关节隐痛，下肢浮肿，按之凹陷，大便干结，三天一行，苔薄白，舌红，脉细。辨证为肾虚阴亏，瘀毒内蕴。治疗方案为维持西药，只减不增，配合滋阴固肾，清化瘀毒，中药处方如下：

生地30g　山萸肉10g　菟丝子30g　丹皮10g　女贞子15g　黄柏10g　旱莲草15g　覆盆子30g　连翘15g　莲须12g　垂盆草45g　石韦30g　六月雪20g　雷公藤12g　鸡血藤25g　大枣15g

前方加减治疗5个月，2011年12月15日复诊，泼尼松已由20mg/d减为15mg/d，腰膝酸软、光敏感、手指及髋关节痛逐步好转，实验室检查明显改善：ALT 34U/L，AST 27U/L，肌酐54μmol/L，尿素氮5.65mmol/L，尿蛋白（±），ESR 79mm/h。中药前方去覆盆子、旱莲草、莲须，雷公藤改10g，加黄芪20g，当归10g，益母草15g。

经前方加减治疗，2013年8月8日复诊，症状基本缓解，纳可，便调，浮肿不明显，仅活动时髋关节隐痛，激素已减为10mg/d。检查尿常规，肝肾功能，血常规均正常，ESR由83mm/h逐步降为27mm/h。患者病情稳定，目前仍在治疗观察中。

2. 补肾温阳　肾阳又称为元阳、真阳、命门之火，是肾脏生理功能的动力和脏腑功能的源泉[2]。风湿免疫疾病迁延日久，损及脏腑气血，素体虚弱或年老体虚、劳损过度，或撤减激素不当均可导致肾气不足，渐见肾阳亏损，症见面色晦黯或虚浮清白，精神困倦，畏寒怕冷，肢末不温，膝软沉重，舌淡胖，脉沉无力。如阳虚寒凝络痹，或阳虚不化，水湿内聚，则可见关节冷痛，肿胀僵硬，皮色黯黑，下肢水肿等症。

本证临床表现虽多复杂，但病机要点不外肾阳亏虚，气血水湿不化，治疗当以温肾助阳为主，代表方剂为肾气丸、真武汤、阳和汤。金实教授治疗阳虚寒凝的类风湿关节炎擅用阳和汤合痹痛方（自创经验方）加减；关节肿痛、下肢肿胀明显者，仿五苓散、真武汤意，用制附子合桂枝、白术、泽泻、通草等温阳利水消肿。

金教授曾治一患者吴某，女，68岁，南京市人，退休。初诊：2005年8月

16日，主诉：手指手背及腕关节肿痛1年，伴双下肢水肿、尿频半月。曾用芬迪宁、当归穴位注射及口服中药治疗，经治关节疼痛虽有好转，但肿胀明显，持续不消，服用芬迪宁等镇痛药物后晨僵仍有七八小时方可缓解，手指肿胀部有热感，面色浮白，双下肢水肿，小便夜行5~6次，畏寒怕冷，纳可，苔薄白腻，舌淡红，脉细。检查：尿蛋白(+++)，24h尿蛋白定量1.69g，血沉58mm/h，CRP 35mg/L。证为肾阳亏虚，风湿痹阻，水湿停聚。治以温肾助阳，祛风除湿，行痹通络。中药处方如下：

炙附片10g　干姜10g　白芍15g　桂枝10g　泽泻30g　通草6g　苡仁30g　防风15g　白芷12g　威灵仙20g　蜈蚣3条　雷公藤(先煎)10g　生石膏(先煎)20g　甘草6g

前方加减服用1个月后，患者手部肿胀不显著，热感亦不明显，小便正常。继用本方加减调治8个月关节胀痛僵硬基本消失，仅手指、腕关节活动、用力或天气变化时仍略不适，复查ESR、RF、CRP、肝功能、肾功能、尿常规正常。继用本方加减巩固调治至今。

3. 固肾缩尿　肾主水，水液的蒸化排泄在肾。风湿免疫病日久，肾虚不固，排尿失常，则可出现尿少、尿闭、尿频、尿多、尿失禁等病症，对尿多尿频、尿失禁患者当固肾缩尿；心为君主之官，部分排尿失常与心气不足，心神不宁相关，治当固肾宁心，此外肾虚常兼夹湿热，在固肾缩泉基础上，兼清湿热。固肾缩尿代表方剂为桑螵蛸散，方中桑螵蛸补肾助阳，固精缩尿；龙骨安神固涩，龟板滋阴潜阳，补肾益心；佐以人参、当归、茯苓、菖蒲、远志等补气血、安心神。

金实教授临床常用左归丸、右归丸、桑螵蛸散、金锁固精丸等方加减施治。曾治一刘某患者，女性，58岁，南京下关区人。初诊2012年9月13日，有类风湿关节炎和干燥综合征病史，经治口干眼干、关节疼痛好转，但夜尿频多，一晚达七八次，以致夜寐不宁，手足心热，腰疼乏力，大便日行两三次，有时不成形，苔薄白舌偏淡，脉细。证为久病伤正，肾虚失固，治当固肾缩泉。中药处方如下：

桑螵蛸12g　煅龙骨30g　党参12g　黄芪15g　山萸肉10g　丹皮10g　山药15g　覆盆子30g　莲须12g　芡实30g　生甘草6g

服药1周后夜尿减至三四次，前方加减进治1个月，小便基本复常，夜尿一次，有时可不起夜。

4. 固肾涩精　《素问·六节脏象论》云："肾者主蛰，封藏之本，精之处也"。肾主藏精，肾虚封藏失司，临证除遗精滑泄外，尚可出现精微下泄表现，风湿免疫疾病中出现尿液异常(如蛋白、管型、尿血等)，在辨证施治的基础上，加用固肾涩精药物常可收效。多用左归丸、右归丸、金锁固精丸加减。常用固肾涩精药如沙苑蒺藜，甘温入肾，补肾固精；金樱子、覆盆子益肾固涩；龙骨、牡蛎，煅

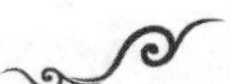

制为用，增强涩性，以宁心固涩。金实教授认为，量小则无力固肾，以上五药用量皆须在 30g 左右，方能坚关固涩。此外，金实教授尚常用莲须、芡实等固涩药物。

固肾涩精法适用于肾虚失固，精微下泄证，如兼有湿热瘀毒者，可固肾祛邪兼顾，倘若湿热瘀毒所致精微下泄，以邪实为主者，不可妄投固涩，以免闭门留寇。

金实教授曾治一丁姓女患者，12 岁，山东东营人，学生。初诊：2006 年 12 月 11 日，2005 年出现发热，皮疹，脱发，WBC 减少，ANA 1∶100，ds-DNA（+），C3 下降，曾在北京协和医院治疗。A/G = 31.7/19.6 = 1.61，ESR 33mm/h，尿蛋白（+++），隐血 ++++，TG 2.82mmol/L，24 小时尿蛋白 2.524g。2006 年起尿蛋白、隐血明显。B 超显示双肾体积大。就诊时：低热不退，反复口腔溃疡，口干心烦，面部皮疹，疲乏无力，舌红少苔，脉细。辨证为热毒蕴伏营血，日久损肾伤阴，精微下泄，肾虚为本，湿热瘀毒为标，治当益肾滋阴，固肾涩精为本，清利湿热，化瘀解毒治标，标本兼顾。中药处方如下：

生熟地各 10g　山萸肉 8g　丹皮 10g　菟丝子 25g　莲须 10g　金樱子 20g　白花蛇舌草 20g　半枝莲 15g　青蒿 15g　蛇莓 10g　益母草 10g　六月雪 15g　石韦 20g　大枣 5 枚

治疗 4 月余，2007 年 4 月 9 日复诊。检查：WBC 9.3×10^9/L，RBC 3.47×10^{12}/L，Hb 106g/L，PLT 143×10^9/L，ESR 33mm/h，ds-DNA 2.94（+），ANA 1∶1000，尿蛋白（+++），隐血（+++），未再发热，口腔溃疡仅偶发，皮疹未见，苔薄白，舌红，脉细数。多项指标好转，症状有所减轻，原方加减继进。中药处方如下：

生熟地各 12g　山萸肉 10g　丹皮 10g　菟丝子 25g　益母草 10g　半枝莲 15g　白花蛇舌草 20g　青蒿 20g　生石膏 15g　六月雪 15g　石韦 25g　黄柏 10g　莲须 10g　车前草 15g

继续治疗半年，2008 年 10 月复诊，患者已无明显症状。检查：尿蛋白（±），尿隐血（++），血常规正常，肝肾功能正常，ESR 由 33mm/h 降至 14mm/h，ds-DNA 0.25，ANA 1∶1000。服药调治至今，病情较为稳定。

（二）祛邪保肾

六淫、疠气、七情、饮食、劳逸、先天不足、药物损伤、痰饮、瘀血、外伤等在一定条件下都会造成或诱发肾系病证的发生，导致脏腑阴阳失调、气血失和、脉络不畅[3]，根据临床病变的不同，祛邪保肾法又可分为清利湿浊保肾、蠲痹泄浊保肾、清热化瘀保肾、清热解毒保肾等治法。

1. 清利湿浊保肾　风、湿、燥、寒诸气在病理变化中，均能化热生火。肾居下焦，湿热之邪最易下注犯肾，多因外邪入里，化成湿热，蕴结下焦，或肾虚气化不利，体内水液代谢障碍，饮食水谷不化，内聚成湿浊，郁久化热，症见尿黄浑或红浑，少腹坠胀，胸闷纳少，舌苔黄厚质红，脉濡数或滑数。肾病累及膀胱，气化失常，或肾中阳热之气有余，煎熬水湿，或尿内沉渣积而成结石；湿邪重浊而下行，流注膀胱，精微脂液随尿而下，而成浊尿；热重则尿黄浊；热炽灼伤血络则尿红浊；湿邪侵扰，气化不足，则尿中多凝块。

临床上八正散是清利下焦湿热浊气的代表方剂，金实教授认为临证应祛邪与扶正兼顾，但尤应注重清利湿热，湿热不除，尿浊不消，清利要掌握分寸，注意顾护胃气，慎用过苦过寒，使清热不碍脾，利湿不伤阴。此外，金实教授在辨证的基础上，乳糜尿常加入水蜈蚣、飞廉分泌清浊；尿结石常加入金钱草、琥珀粉、怀牛膝化石排石；腰痛常加入枳壳、当归调气活血止痛；肾虚常加入覆盆子、菟丝子益肾固精。

曾治一闵姓患者，女，80岁，乳糜尿二十多年，有类风湿关节炎、骨关节炎病史。2012年4月5日初诊时尿浊有黄白块状物，无尿频尿急尿痛，下肢水肿，关节畸形改变，纳谷欠香，苔薄黄中心少，有裂纹，舌质黯红，脉细弦偏数。辨为湿热蕴结膀胱，治以清利湿热为主。中药处方如下：

瞿麦30g　小通草8g　生地20g　萆薢12g　黄柏12g　川牛膝10g　水蜈蚣40g　苍术10g　连翘30g　蒲公英30g　琥珀粉(分吞)5g　淡竹叶10g　车前草30g　甘草5g

前方服用3周后尿浊即消失，加减服用3个月余，病情尚稳定，但2012年7月26日复诊时诉：昨日食海鲜后小便又出现乳糜块，乳白色，不痛，尿频，纳可，大便每日1次，自控能力差。前方去车前草，加滑石(包)12g。

继服半月，2012年8月16日复诊，尿已不混浊，尿色淡黄，余症变化不显。舌质淡红，舌苔薄白，脉细，中药处方如下：

萆薢10g　石菖蒲10g　益智仁10g　乌药10g　土茯苓20g　水蜈蚣30g　飞廉20g　琥珀粉(分吞)4g　黄柏10g　蒲公英20g　瞿麦30g　连翘15g　莲须12g　甘草6g

至今一直尚好，患者乳糜尿二十多年，虽然已控制饮食但仍反复发作。服中药效果明显，已半年未发，饮食宜避免海鲜及过油腻食物。

2. 蠲痹泄浊保肾　风湿免疫疾病湿热瘀浊内停，阻滞经络关节，往往病程较长，缠绵难愈，症见关节疼痛肿胀，痛有定处，或左右不定，局部常有红肿灼热，肌肉酸楚，小便混浊，尿有余沥，舌红苔白腻而干或黄腻，脉弦滑或带数，日久瘀浊损肾伤络则尿血、蛋白尿并见，肾气气化功能失常则水肿。

病机为湿浊内壅，留滞经脉关节，痹阻气血，治宜蠲痹和络，利湿泄浊，金实教授常用自制经验方痛风方加减。方中防己、威灵仙、蜈蚣、玄胡蠲痹通络；丹皮、生地、黄柏、石膏清热凉血；萆薢、土茯苓、车前草、泽泻利湿泄浊；甘草调

和诸药，对于高尿酸患者，金实教授常在辨证用药的基础上加用萆薢、土茯苓、百合、山慈菇等，有一定的降尿酸效果。

金实教授曾治一刘姓患者，男，42 岁，2013 年 5 月 14 日初诊，足趾、膝关节红肿疼痛反复发作 3 年，经多年西药治疗疼痛已有减轻，但反复发作不能控制。血尿酸居高不下，近查血尿酸 635μmol/L，且有时血中出现蛋白及血细胞。就诊时：足趾足背、膝关节红肿热痛反复发作，或左或右，发作频繁，由以前一年三四次，转为每月一两次，且持续时间延长至七八天，饮食劳倦、受凉皆可诱发，苔薄黄腻，舌黯红，脉细弦滑。辨证为湿热瘀浊内阻，治予清热泄浊，蠲痹和络。中药处方如下：

萆薢 20g　土茯苓 20g　苍术 10g　黄柏 10g　炒苡仁 30g　玄胡 15g　汉防己 12g　车前草 30g　赤芍 10g　丹皮 10g　怀牛膝 10g　泽泻 10g　白芷 12g　连翘 15g　威灵仙 20g　蜈蚣 3 条　甘草 5g

服前方 14 剂后红肿疼痛缓解，1 个月后仅轻微发作一次。原方去白芷、玄胡，加石韦、旱莲草、女贞子、生石膏等观察 5 个月，未再发作，血尿酸维持在 400μmol/L 左右，未再出现蛋白及红细胞。

3. 清热化瘀保肾　风湿免疫病患者素体虚弱，卫外不固，复感外邪，内外相因，风寒湿热留注经络关节，淫居脉道之中，日久邪气缠绵不去，血滞成瘀。症见面色晦黯，肌肉刺痛，痛处不移，肢体皮肤紫黯，或血络黯黑，或尿色黯红，或尿中夹有血块，腰酸膝软，舌质紫黯或有瘀斑，脉涩。

本证病机要点为热入血分，伤络致瘀，阴血受损，瘀血阻于肾络，血不循经而行，溢于脉外，渗于膀胱，故见腰膝酸痛，尿色黯红或夹有血块，或皮肤血络黯紫；瘀血阻滞，血运不畅，不能上荣于面，故见面色晦黯。金实教授在临床实践中体会到：瘀血既是风湿免疫疾病相关的肾系病证进程中形成的病理产物，同时又是一个致病因素，其可长期作用于机体，使病情复杂，迁延难愈。

治疗宜用犀角地黄汤加减，其主要作用为清热化瘀，凉血解毒，在肾脏病中有血分热毒者用之，方中犀角、生地清心凉血解毒，使热清血宁，凉血滋阴；赤芍药、丹皮清热凉血，活血散瘀，临证中，金实教授常合用四妙勇安汤、四妙丸。

曾治一刘姓患者，男，71 岁，2013 年 7 月 11 日初诊。病史：半年前出现小腿足部皮肤黯黑、麻木，阴雨天加重，在南京某医院诊断为血管炎，慢性肾功能不全，经中西药治疗半年无明显改善，前来就诊时：双下肢小腿足部皮肤黯黑，受凉及天气变化时加重，下肢肌肉有压痛，面色晦黯，纳可，寐安，苔薄白，舌淡，脉涩。辨证为湿热蕴结，络伤瘀滞，治以清热凉血，散瘀通络，兼用温阳通脉之品。中药处方如下：

水牛角（先煎）30g　生地 15g　赤芍 15g　白芍 15g　全当归 10g　桃仁

10g　水蛭 10g　制附片 10g　干地龙 12g　川牛膝 10g　枳壳 10g　细辛 3g　干姜 8g　炙甘草 6g

服前方治疗 1 月余，2013 年 8 月 8 日复诊，小腿黯红明显改善，范围已缩小至足部，冷感麻木亦好转，惟下肢时有火辣感，足底冷，苔薄白，舌淡红，脉细。原方去干姜、附片，加知母 10g，黄柏 10g，门诊观察服用至今，病情较稳定。

4. 清热解毒保肾　风湿免疫性疾病，随着病情发展，常致邪壅化热蕴毒，如风热可以化毒，湿热能够酿毒，脾肾之虚，水湿内生，亦可蕴毒，阴虚内热还可生毒，激素和细胞毒药物的应用可以致毒，则可出现身热烦躁、腮腺或牙龈肿痛，小便短赤、浑浊，口干口苦，苔黄腻，脉滑数等症。病毒和细菌感染作为诱因，可通过免疫反应损害肾脏，影响疗效，金实教授常以清热泻毒方五味消毒饮、清胃散加减，临床随症加入滋阴清热、凉血活血、健脾化湿或补益肝肾之品。

华某，女，60 岁，2010 年 5 月 14 日初诊，主诉：齿龈、咽喉疼痛不适 2 天，查血 WBC 15.3×10^9/L，尿隐血（++）。病史：10 年前无明显诱因出现乏力，以双下肢水肿为著，严重时可出现下肢瘫痪，予补钾治疗无明显改善。2006 年 12 月又发全身关节疼痛，以肩关节、骶髂关节明显，翻身困难，伴口干、多饮，夜尿频多，于南京某医院诊断为干燥综合征合并肾小管酸中毒、肾性骨病，对症治疗后好转出院。就诊时：齿龈及咽喉部红、肿、疼痛，伴恶寒发热，全身酸楚不适，咳嗽，发热口干，小便灼热，舌红苔薄黄，脉滑数。辨为热毒内盛，治以清泻热毒，凉血止血，滋阴利咽。中药处方如下：

金银花 15g　野菊花 10g　连翘 10g　蒲公英 15g　薄荷（后下）6g　牛蒡子 10g　桔梗 10g　白茅根 10g　藕节 12g　生地 20g　石膏（先煎）15g　山豆根 10g　玄参 10g　麦冬 20g　白花蛇舌草 15g　甘草 10g

前方服用半月余，2010 年 5 月 28 日复诊，诉齿龈及咽喉肿痛好转，咳嗽亦有减轻，口干不著，但周身酸楚未复，复查 WBC 9×10^9/L，尿常规正常，加减服用 1 月余，齿龈及咽喉肿痛不显，症状逐步缓解。

（三）宣上畅下保肾

本法适用于肺肾两虚，卫表不固，外邪乘袭，肺失宣布的病症，通过宣畅肺气，祛除外邪，以达到通上畅下，通调水道，保肾益肾的作用。宣上畅下法又可分为疏表散寒、疏风清热、清肺化痰等具体治法。

1. 疏表散寒　风湿免疫疾病过程中感受风寒，肺气郁闭，失于宣发，通调失司，以致水湿停留。症见眼睑浮肿，来势迅速，继则四肢及全身皆肿，恶寒重发热轻、骨节酸痛，腰膝重痛，咳嗽喘促，舌苔薄白，脉浮紧。

治应疏解表邪，宣畅肺气，一方面开启汗孔，宣泄汗液，解除表邪；另一方面宣发肺气，有利于肺气的肃降和水道通畅，方用苓桂浮萍汤加减。

曾治一王姓患者，女，36岁，2012年2月27日初诊。病史：患有回纹型风湿症2年，因出差途中感寒，周身不适，局部关节红肿恶寒，2天后发现眼睑水肿，继而周身水肿，在市某医院诊断为“急性肾炎”，求中医诊治。就诊时：发热恶寒，身重腰痛，关节酸楚疼痛，颜面及周身水肿，小便不利，苔薄白，脉浮紧。辨为风寒肃表，治以宣肺解表，利水渗湿，表里兼顾，拟苓桂浮萍汤合五皮饮加减，具体方药如下：

茯苓皮15g　桂枝10g　浮萍20g　苍术10g　生姜皮10g　桑白皮15g　地肤子15g　大腹皮15g　陈皮15g　炒杏仁10g　黄芩10g　淡竹叶10g

服药7剂后，小便通利，遍身汗出，水肿渐消，苔腻，脉缓，余无不适，为湿邪未尽，改为甘淡渗湿之法，门诊随诊治疗中。

2. 疏风清热　肺为水上之源，若风湿免疫疾病肺肾亏虚又感风热，则肺气郁闭，清肃失职，水失通调，表现为眼睑和面部浮肿，发热恶风、咳嗽气急，痰黏痰黄，咽红咽痛、小溲短赤，舌边尖微红，苔薄黄。治疗可用麻黄连翘赤小豆汤加减，常用药：麻黄、连翘、赤小豆、桑白皮、杏仁、生姜皮、大枣、金银花、野菊花、蒲公英、紫花地丁、甘草等。方中麻黄、杏仁、桑白皮等宣肺行水，连翘清热散结，赤小豆利水消肿；银花、野菊花、蒲公英、紫花地丁加强清热解毒之功[4]。

刘某，女，58岁，2009年4月1日初诊。病史：干燥综合征数年，一直服用中药调理。半年前因下肢水肿住院治疗，肾穿刺结果为间质性肾炎，于外院服用足量激素十余日后蛋白转阴，渐减量至泼尼松15mg，隔日一次口服。半月前外感后出现身痛，咽痛，时有自汗。检查：尿常规（-）。就诊时：面部浮肿，咳嗽咽红，小便短赤，舌边尖微红，苔薄白，脉浮数。辨为风热袭表，治以解表散风，清热解毒利咽，中药处方如下：

金银花10g　连翘10g　蝉蜕10g　僵蚕10g　桔梗12g　荆芥15g　防风10g　麦冬20g　石斛10g　茯苓12g　泽泻10g　白术10g　陈皮6g　浮小麦10g　炒谷麦芽各10g

2009年4月8日复诊，前方服用7剂后，面部肿胀减轻，但尿常规示：尿蛋白（++），改用麻黄连翘赤小豆汤加减：

麻黄10g　连翘15g　赤小豆30g　桑白皮15g　荆芥12g　防风12g　羌活12g　金银花30g　板蓝根30g　知母12g　芡实15g　麦冬20g　石斛10g　车前草30g　石韦15g　白茅根10g　炙甘草6g

服用前方7剂后，2009年4月17日复诊，肌肉疼痛明显减轻，面部浮肿好转，舌质红，苔薄白，脉弦。继服前方观察1月余，复查尿常规转阴。

3. 清肺化痰　风湿免疫疾病肾虚未复，又感外邪，则痰热内蕴，肺失清肃；或肺肾阴虚，虚热灼津，燥热痰结，肺失清肃。临床示身热不解，咳嗽气急，甚则鼻扇，口渴，或咳嗽不已，痰少痰黏，身热起伏，尿少甚至无尿，舌苔黄腻，舌红，脉滑数或细数。治宜清上畅下，肃肺平喘，方用麻杏石甘汤、清金化痰丸加减。临症中，随病情变化，选加知母、山栀、银花、连翘、鱼腥草、大黄等清肺泄热；前胡、贝母、桑白皮、瓜蒌皮等化痰清热，或生地、麦冬、沙参、山萸肉等滋肾润肺之品。

金实教授曾治一杨姓患者，男，59岁，2012年12月10日初诊。病史：反复干咳阵作1年余，双下肢无力、足底麻木半月余，至当地医院查胸部CT提示：肺纤维化。经治疗后好转，1个月前出现发热，体温高达38.5℃，伴眼干口干。住院检查：CRP 92mg/L，ESR 94mm/h，肌酐228.6μmol/L，直接Coombs（+），pANCA（+），抗髓过氧化物酶抗体（+）。诊断为系统性血管炎，肾损，肺纤维化，神经系统病变。来我院中医诊治，就诊时：呛咳阵作，痰少难咯，甚则干咳无痰，口干眼干，双下肢乏力，腰膝酸软，纳可，二便调，夜寐安，舌红，苔薄黄，脉细。辨证为肺肾阴虚，燥热痰结，肺失清肃，治以清肺化痰，滋肾养阴。具体方药如下：

炙麻黄6g　杏仁10g　款冬花10g　桑白皮15g　知母10g　地骨皮10g　生地15g　山药15g　丹皮10g　泽泻10g　麦冬10g　山茱萸10g　五味子15g

服用前方7剂后，干咳大减，诸症亦有改善，仍按原方出入，调理1个月后病情缓解，尔后虽有复发，但较前症状减轻，仍按原方加减，巩固治疗，目前症状平稳。

（四）健脾助肾

脾为后天之本，能化生精微，充养肾脏；脾胃受纳运化水谷，脾胃调和则能受纳水谷，化生气血；脾主运化水湿，失健则水湿停聚而为水肿。脾胃失健，则药食难进，气血乏源，肾气不充，水湿泛溢肌肤，健脾则可以助肾。根据临床病变不同，本法又可分为培土抑木、和胃缓中、补气行水等治法。

1. 培土抑木，健脾助肾　肾主封藏，司开合，肾气充足，气化正常，则魄门启闭有度，大便排泄正常。风湿免疫病患者长期服用中药，常易损脾伤胃，如脾虚肝郁，肝脾失调，则见腹痛腹泻，大便稀溏；如肾阳亏虚，脾失温煦，则见黎明前脐腹作痛，肠鸣即泻，完谷不化；肾阳不足，当须温阳健脾，涩肠助肾，方用四神丸加减。

临症中较为常见的是腹痛腹泻，大便稀溏，治当培土抑木，健脾助肾，方由痛泻要方和香砂六君丸加减。金实教授使用自己的经验方术芍地姜汤加减，常收良好效果，方中白术、干姜、陈皮健脾化湿，地锦草、黄连清化湿热，温清并用，补泻兼施；配合白芍、玄胡、甘草抑肝缓急止痛；大便稀溏，次数频多者可选加诃子、石榴皮、赤石脂等收涩固肠。金实教授认为，固涩药虚寒滑脱、

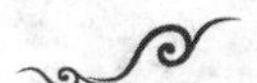

纯虚无邪固然可用，但正虚而邪不甚者，亦可清化固涩并用，标本同治，收效较速。

盛某，女，27岁，1997年3月27日初诊。病史：患系统性红斑狼疮伴狼疮性肾炎（Ⅴ型）1年余，服用泼尼松（45mg/d）、消炎痛、抗生素、雷公藤等药已6月余，稍有撤减则诸症复燃。查体：T 37.5℃，心率118次/分。检查：抗核抗体、抗Sm抗体、抗RNP抗体及抗SSA抗体均阳性，血沉55mm/h。尿蛋白（+++），24小时尿蛋白定量2.9g，肠镜检查示节段性结肠炎。就诊时：腹部隐痛，痛则欲泻，完谷不化，每日4～6次，低热不退，汗多畏寒，终日踡伏于床，不能外出，神疲乏力，不思饮食，肌肤红斑，紫赤不艳，筋骨疼痛、酸楚不已，心烦易怒，惊惕不安，舌苔薄少，脉细而数。辨为肾虚阴亏，热毒伤络，肝脾失调，运化失司。本虚标实，病情复杂，治疗当先培土抑木，健脾助肾。中药处方如下：

白术10g　白芍20g　地锦草15g　黄连3g　诃子12g　广木香10g　陈皮6g　延胡索10g　干姜5g　茯苓10g　泽泻15g　白花蛇舌草30g　半枝莲30g　丹皮10g　山茱萸12g　生熟地各15g　防风6g

前方服用14天后，1997年4月10日复诊，腹痛渐平，低热、烦躁减轻，已能来院就诊，饮食改善，大便已减至日一二次，逐渐成形，所服药渐能吸收，脾胃之气转复，肾之精气渐充，为下一次治疗打下了基础，此后转用补肾养阴、清化瘀毒药物治疗，终至病情缓解，稳定至今。

2. 和胃降逆，健脾助肾　胃主受纳，腐熟水谷，以降为顺，胃失和降则见恶心呕吐，呃逆嗳气，反胃，脘腹胀满，杳不思纳，面色萎黄，舌淡，脉弱。胃失和降，药食难进，则无法进行治疗，胃气全无，肾失充养，则肾损更加严重。治宜和胃降逆，健脾助肾，方选香砂六君汤、半夏泻心汤、加减连苏饮等。香砂六君汤补气健脾、和胃降逆，运用于脾虚气滞，胃痛呕逆；半夏泻心汤辛开苦涩，补泻兼施，运用于上腹痞满胀闷；加减连苏饮系金教授经验方（黄连、苏梗、麦冬、炒乌贼骨），运用于胸脘烧灼疼痛、食物上泛，呕吐酸水者。临证时宜选择使用，随证加减。

殷某，女，54岁，2013年3月7日初诊。病史：慢性肾炎，类风湿关节炎，高血压，高血糖，胃病十余年。长期在南京某院及我省院诊治，服美卓乐、降压药，因服激素后面肿加重而自行停激素等西药。就诊时：面足浮肿，尿少，乏力，胃脘胀痛，恶心纳差、泛吐酸水，苔薄白舌偏红，齿印，脉细。查尿常规：尿蛋白（++），尿糖（+++），肝肾功能：AST 28U/L，ALT 39U/L，TB 22.9μmol/L，肌酐63.2μmol/L，尿素氮5.3mmol/L，血糖7.8mmol/L。辨为脾肾亏虚，胃失和降，气阴两虚，治以和胃降逆，健脾助肾。中药处方如下：

砂仁（后下）5g　陈皮15g　法半夏10g　黄芪25g　山药15g　白术10g　生地15g　山萸肉10g　泽泻30g　黄柏10g　连翘15g　石韦30g　防己12g

桂枝 10g　车前草 30g　大枣 15g

前药加减服用 1 个月，2013 年 4 月 8 日复诊，足肿渐消，尿量增加，胃已不痛，胃胀明显。尿常规：尿蛋白(+)，白细胞(++)，改用半夏泻心汤和知柏地黄丸加减，中药处方如下：

法半夏 10g　干姜 6g　砂仁(后下)5g　白术 10g　芡实 30g　黄连 6g　陈皮 10g　枳壳 10g　黄柏 10g　生地 20g　山萸肉 10g　连翘 15g　石韦 30g　黄芪 20g　蒲公英 20g　甘草 4g

经治腹胀缓解，症状及尿常规改善，至今尚在门诊随访服药。

3. 补气行水，健脾助肾　脾主运化，升清气而布精微，为水液升降输布的枢纽，若脾失健运，水湿泛溢，症见身肿日久，按之凹陷，脘腹胀闷，纳减便溏，面色不华，四肢倦怠，小便短少或量次增多，舌质淡，苔白腻或白滑，脉沉缓或沉弱，治宜补气行水，健脾助肾。常以防己黄芪汤、参苓白术散加减。金实教授认为对因脾虚而致尿蛋白长期不消的肾损患者，宜将本法与固肾涩精法合用。

周某，女，39 岁，2010 年 6 月 9 日初诊。病史：系统性红斑狼疮，狼疮性肾炎五年，双下肢浮肿半年。查尿蛋白(+++)，血压 160/100mmHg，血肌酐 300μmol/L，血红蛋白 70g/L，于当地医院住院治疗后好转出院，为求中医诊治前来就诊。就诊时：面色㿠白，肢体轻度浮肿，脘腹稍胀，不思饮食，大便日行 5～6 次，腰膝酸软，舌淡胖，夜尿频多，脉沉。辨为脾肾两虚，水湿内停，治以补气行水，健脾助肾，兼以活血。具体方药如下：

防己 15g　黄芪 20g　党参 20g　茯苓 15g　白术 10g　山药 15g　山茱萸 10g　菟丝子 10g　补骨脂 10g　女贞子 10g　白豆蔻 5g　肉桂(后下)6g　丹参 10g　益母草 10g

服前药 14 剂后，肢体浮肿消失，腹胀减轻，食欲好转，大便每日 2 次，查尿蛋白(+)。继以前方加减治疗 3 个月，查血红蛋白 96g/L，尿蛋白转阴。纳可，二便调，腰痛较治疗前颇有好转，精神体力如常人，已正常工作。

结语：本章节总结风湿免疫疾病肾系病证的治疗经验，通过一些具体治法方药及案例突出了中医两个重要的证治原则。其一肾病治肾，突出了辨证施治原则：虚者宜补，当分阴阳气血，阳气虚者温阳补气，阴血虚者滋阴养血；实者宜泻，分别予清热利湿，化瘀解毒，祛邪以护正。其二通过治疗他脏治肾，突出了中医脏腑相关，整体观念的原则。肺脾心肝邪气及肾者，祛除他脏邪气以保肾；肺脾心肝正气不足及肾者，补益他脏气血以充肾。此外，在风湿免疫疾病中，因胃痛、腹胀、腹痛、腹泻等脾胃病证影响饮食药物的摄入，导致治疗难以进行的病例甚为常见，重视后天之本、顾护胃气的治则，尤为广大医者重视。

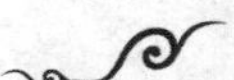

参考文献

[1] 孙伟. 肾病实用中西医结合治疗[M]. 北京:人民军医出版社,2008.
[2] 黄泰康. 中医肾病学[M]. 北京:中国医药科技出版社,2002.
[3] 王新月. 中医内科学[M]. 北京:中国医药科技出版社,2013.
[4] 李冀. 方剂学[M]. 北京:中国医药科技出版社,2012.

（纪　伟　钟灵毓　周丹平）

第三章　临证医案

第一节　风湿免疫疾病医案

一、系统性红斑狼疮

(一)系统性红斑狼疮反复外感案

孙某,女,28岁,龙潭人,电话:151××××× 523。

主诉:面部红斑,咽喉疼痛反复发作3个月。2007年7月12日初诊,系统性红斑狼疮十年,2007年6月因右下肺感染入住江苏省中医院治疗,B超示:脾脏肿大,肋间厚4.5cm,肋下1.2cm。小便尿蛋白(+)~(++)。刻下:面部红斑隐隐,咽喉痒痛,时有咳嗽,苔薄腻微黄,舌黯红,脉细弦。证属肾虚阴亏,瘀热内蕴,风热袭肺,内外合邪,壅聚咽喉。治拟清肺利咽,化痰散结,益肾化瘀。处方:

黄芩30g　鱼腥草30g　白花蛇舌草30g　山栀10g　大贝母10g　玄参12g　夏枯草12g　生地黄20g　山萸肉10g　丹皮10g　桔梗10g　牛蒡子10g　甘草5g

2007年7月19日复诊,药后咳嗽已平,仅于晨起略有咽喉疼痛,舌脉如前。上方去贝母、牛蒡子,加山豆根10g、麦冬12g。

2007年10月11日复诊,续服中药调治至今,近日天气骤冷,咽喉疼痛加剧,微痒,无痰,大便日行三次,偏稀,苔薄白,舌黯红,脉细。处方:

连翘12g　马勃8g　银花30g　桔梗12g　白术10g　菟丝子20g　生地黄20g　芡实30g　青风藤25g　半枝莲20g　山萸肉10g　甘草5g

2007年11月15日复诊,已服用中药调治4个月,复查血尿常规正常,血沉正常,肝功能正常,面部红斑隐隐,无明显不适,仅于天冷时咽喉略有不适,病情稳定,苔薄黄,舌黯红,脉细。处方:

生地黄15g　熟地黄15g　山萸肉10g　菟丝子30g　丹皮10g　益母草10g　白花蛇舌草20g　半枝莲20g　青风藤25g　青蒿20g　连翘15g　石韦30g　桔梗10g　甘草5g

此后继续中药调治半年,诸症皆平,无明显不适,其初诊时反复感冒、咳嗽难愈、咽喉疼痛缠绵无解,面部红斑隐隐等用尽西药难以见效之顽症悉皆得除，仅于天气变化、受冷之时咽喉易有不适感，至2008年5月查血、尿常规均正常，肝肾功能正常，血沉正常，指标与症状均有好转，服药调理至今，病情稳定。

按：SLE患者长期服用激素免疫抑制剂或病情反复迁延，导致素体阴虚火旺，肺卫失充，外邪易于乘虚侵犯，入里化热，内外合邪，反复交攻肺系咽喉。此类患者对治卫表肺系症状的同时，参入益肾养阴，清化瘀毒之品，标本同治，内外兼顾，方能使邪祛正复，缓解病情，否则，徒恃清解疏表，宣散外邪，则易致已虚之阴津更耗，卫表更无补养之源，抗邪御病能力更为低下，六淫外邪可反复出入致病，使病情拖沓迁延，患者痛苦难当。金实教授对此类邪热蕴肺之证，常主张重用黄芩、鱼腥草、银花、连翘等清解肺卫热毒之品，盖SLE患者，本有伏火瘀毒于体内燔灼暗耗，加之外邪从阳化热，内外交攻，则气血阴津损伤更剧，若依常法轻清宣解，则常有病重药轻、缓不济急之感，是以重用清热解毒、凉解透表之品，直入病灶，斩将夺关，每能起到截断病势，扭转病情之功，使症状迅速获得控制与缓解，再转入SLE本病论治以收功，此亦金实教授临证一妙法也。

(二)系统性红斑狼疮伴身痛肝损案

施某，女，40岁，江苏洪泽人。

主诉：面颧红斑，周身疼痛半年。2007年4月17日初诊。患者2006年11月腰痛，面部、手臂红斑，经江苏省人民医院诊为SLE，查抗ds-DNA(+)，抗Sm(+)，抗SSA(+)，抗SSB(+)，ANA斑点型；肝功能：AST 76U/L，ALT 86U/L。刻下：肘、臂下肢关节肌肉疼痛，头晕，纳可，大便干结，月经三个月未潮，苔薄白，舌紫气，脉细。患者遍访西医，冀顽症得解，提高生活质量，然经治少效，遂于友人推荐之下前来就诊。证属肾虚肝旺，瘀毒内蕴，冲任失养，风痰痹阻，治拟益肾平肝，清化瘀毒，通调冲任，祛风通络。处方：

生地黄15g　熟地黄15g　山萸肉10g　丹皮10g　白花蛇舌草30g　半枝莲20g　青蒿20g　菊花10g　白蒺藜15g　防风15g　白芷12g　灵仙20g　蜈蚣3条　全当归10g　益母草20g　大枣5枚

2007年4月30日复诊：周身关节肌肉疼痛显著减轻，仍头晕，大便干结，月经来潮，量少，色紫黯，夹小血块，舌脉如前。BP 103/68mmHg。处方：2007-4-17方加制大黄(后下)8g，地鳖虫4g。

2007年5月15日复诊：抗SSA(+)，IgG 16.3g/L，C3、C4降低，ALT 44U/L，TG 1.94mmol/L，尿WBC(++)。头晕身痛减轻，肩颈仍有酸冷疼痛，舌脉如前。处方：2007-4-17方加垂盆草40g，制川草乌各5g，去菊花。

2007年5月29日复诊：头晕身痛减轻，仍时有头痛、腰痛，大便干结，月经量少，苔薄，舌红，脉细。处方：2007-4-17方去白蒺藜，蜈蚣改2条，加制大黄6g，地鳖虫6g，垂盆草40g。

2007年7月19日复诊：服药三个月，复查ANA滴度下降，RF(-)，CRP(-)，IgG 17.3g/L，ESR(-)，血常规正常；肝功能：AST 26U/L，ALT 46U/L；抗SSA(+)，抗ds-DNA(-)，尿WBC(+++)。刻下：小便有时频急，灼热，不痛，食后胃脘胀痛减而未除，苔薄白，舌红紫气，脉细。处方：

生地20g　山萸肉10g　丹皮10g　白花蛇舌草30g　黄柏10g　蒲公英30g　垂盆草50g　萹蓄30g　瞿麦20g　车前草30g　枳壳10g　制大黄5g　砂仁（后下）4g　川朴10g　甘草4g

前方加减调理至2008年11月13日复诊：肝肾功能皆正常，血常规正常，ESR 5mm/h，尿常规正常，中药调治一年半，诸症缓解，抗ds-DNA(+)转阴。初来就诊时所苦之周身肌肉关节疼痛、大便干结难解、汗多如蒸、反复尿路感染、药物性肝损害等单用西药少效之症状皆得解除，无明显不适，病情稳定，续服中药巩固至今，情况稳定。

按：本案患者症状多变，病情纷杂，此起彼伏，层出不穷。然借由此案之错综繁乱，亦可窥见金实教授处理SLE患者之思路与手法的灵活多变和独到心得，有利于学者从中总结出用药心得与规律。该患者先是以面颧红斑、头晕头痛、周身疼痛、月经停闭、肝功能轻度异常等为主诉求诊，金实教授在益肾化毒的基础上，加用白蒺藜、菊花以清热平肝，并运用祛风通络之品以蠲其痹，佐以全当归、益母草调理冲任，活血通经，药后经水即通，诸症见缓，然患者又现胃脘胀痛、嗳气等肝胃不和之症，金实教授随即改以益气养阴，行气和胃之品以治之，甫见初效，却又见患者继发尿路感染、小便频急灼热等症，是以换投清热利湿通淋之萹蓄、瞿麦、车前草等清利下焦湿热。投药方效，患者旋又并发表证身热，故转方改用蒿芩清胆汤加减化裁以清化少阳毒热，解表透邪于外。热退邪除之后，病情稍渐稳定两月，之后又因患者感受外邪，服用抗生素而损伤肝脏，造成肝功异常，且波及冲任，出现经水淋漓不尽之象。金实教授对此类气阴两虚，肝肾亏虚之崩漏诸证，恒喜投用张锡纯之固冲汤加减化裁治疗之，配以清热凉血之品，并佐以清热退黄，保肝降酶之垂盆草，如此用药，同时顾护肾虚阴亏、气血不足、冲任不固、肝胆湿热等病机，并于肝功渐趋稳定之际，调整用药比例，佐入枸杞、女贞子等平补肝阴之品，以补其湿热戕害之伤。在历时约十个月的反复波折、此起彼伏、多脏俱病的缠斗之后，患者的病情终于在金实教授的细心辨证、精心调理下得到了大幅度的缓解与长时间的稳定，从而能够恢复正常生活作息，回归家庭与工作。由此案例可见，临床处理狼疮SLE患者的百变病情，除了小心谨慎之外，更要有熟稔妇科、呼吸、消化、风湿等科室之常见疾病的处理方法、用药规律、病因病机之高度宏观掌控能力，方可全盘掌握系统性红斑狼疮之千变万化，发挥中医中药之整体调节、复方用药的优势，灵活解决各种变症而又同时兼顾本病，歼其主力而破其奥援，剪叶拔根同

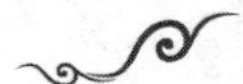

施不废，方不至于落入头痛治头、脚痛医脚的粗工下医，误人害己。

（三）系统性红斑狼疮闭经半年案

杨某，女，28岁，家住南京雨花区。

主诉：颜面红斑、浮肿，闭经半年。2005年6月7日初诊。SLE 3年，曾就诊于南京军区总院。目前服用泼尼松10mg/d，雷公藤多苷片每日2片。ANA(+)，抗ds-DNA(-)，肝肾功能正常，PLT 192×10^9/L，C3 0.928，C4 0.25，CRP 5.85mg/L。刻下：面浮而肿，停经半年，苔薄白，舌红，脉细。证属肝肾阴虚，瘀毒内阻，冲任失养，水湿内停。治拟益肾养肝，清化瘀毒，调补冲任，利水消肿，并停用雷公藤多苷片。处方：

生地黄15g　熟地黄15g　山萸肉10g　菟丝子30g　丹皮10g　白花蛇舌草30g　半枝莲20g　泽泻25g　雷公藤12g（先煎）　鸡血藤12g　桃仁10g

2005年7月12日复诊：ALT12U/L，AST 20U/L，A/G = 41.2/24.2，尿酸234μmol/L，Ur 12.37mmol/L，Cr 0.62μmol/L，TG 0.96g/L，WBC 5.8×10^9/L，RBC 4.47×10^{12}/L，Hb 132g/L，PLT 238×10^9/L，ANA 1∶16，抗ds-DNA(-)。已停用雷公藤多苷片，余症如前，苔薄白，舌红，脉细。处方：2005年6月21日方加全当归10g，卷柏10g，水蛭6g。

2005年8月30日复诊：症状不明显，月经近1年未行，尿蛋白(-)，苔薄白，舌红，脉细。处方：

生地黄15g　熟地黄15g　山萸肉10g　菟丝子30g　丹皮10g　白花蛇舌草30g　半枝莲20g　泽泻25g　全当归10g　水蛭6g　桃仁10g　青风藤30g　雷公藤6g（先煎）

2005年9月29日复诊：无明显不适，苔黄腻，舌红，脉细。月经1年未行，但已于上周来潮。处方：

生地黄15g　熟地黄15g　山萸肉10g　菟丝子10g　丹皮10g　白花蛇舌草30g　半枝莲20g　泽泻25g　全当归10g　青风藤30g　雷公藤6g（先煎）　桃仁10g

2005年10月28日复诊：SLE，月经1年未行，经治月经已来潮两次，本次月经已来两天，量少，苔薄白，舌红，脉细。AST 24U/L，ALT 27U/L，A/G = 1.7，TB 17.4μmol/L，DB 2.8μmol/L，Ur 4.0mmol/L，Cr 57.5μmol/L，ESR 13mm/h，抗核抗体全套仅抗SSA(+)，余皆(-)，WBC 5.74×10^9/L，RBC 4.25×10^{12}/L，PLT 120×10^9/L。处方：

生地黄15g　熟地黄15g　山萸肉10g　菟丝子30g　丹皮10g　白花蛇舌草30g　半枝莲20g　泽泻25g　全当归10g　桃仁10g　雷公藤6g（先煎）　青风藤30g　泽兰10g

2006年2月16日复诊：月经已正常五个月，经量正常，仅服泼尼松每日

10mg 与中药汤剂，自觉近日尿频，余无明显不适，舌脉如前。处方：

生地黄 15g　熟地黄 15g　山萸肉 10g　菟丝子 30g　丹皮 10g　白花蛇舌草 30g　半枝莲 20g　泽泻 25g　全当归 10g　青风藤 30g　六月雪 20g　石韦 30g　金樱子 30g

患者连续服用中药治疗，至 2006 年 3 月 27 日为止，已历时九月有余，查血、尿常规皆正常，肝、肾功能亦正常，抗 Sm（-），抗 ds-DNA（-），抗 SSA（+）。无明显不适，月经正常，苔薄净，舌红。续以中药调理，追访至 2008 年 2 月 28 日，期间除偶有外感发热、倦怠、疲劳以外，无明显不适，病情稳定。

按：本案患者以月经停闭半年为主诉而来就诊，SLE 患者由于本病之影响，或激素、雷公藤等药物作用，往往有月经愆期、提前、淋漓难净或闭经等月经不调诸症，一般情况下不作主症处理，如患者在病情相对稳定、无明显脏器损害的前提下，可作为主要兼症而调治之。本案患者年龄较轻，正当育龄，为婚姻对象与传宗接代之故，急求金实教授调治以通月事，以免耽误终身大事，错失良人，抱憾终生。金实教授以补肾阴，化瘀血，清热毒为主，配合养肝血，破瘀血，泻水湿，调冲任为辅，兼治 SLE 本病与经水停闭之症，并于调治初始之时，即要求患者停用雷公藤多苷片，并改用雷公藤饮片少量以代之，金实教授认为，雷公藤多苷片之毒副作用剧于草药饮片之雷公藤，运用饮片之雷公藤严格控制剂量，定时监测肝肾功能，同时佐以养血调经，益肾通络之品，可减其毒而增其效，用其功而辟其弊，验之临床，屡试不爽，非虚语也。治疗过程中，除以养血调经之品为主外，金实教授尚喜用卷柏活血调经、水蛭破瘀通经、泽兰化瘀行水调经。查卷柏味辛性平，无毒，归心、肝经，《神农本草经》谓之曰："主五脏邪气，女子阴中寒热痛、癥瘕、血闭、绝子"。《药性论》亦云："治月经不通"。金实教授以此治瘀阻冲任之月经诸病，疗效尚称满意，亦为其个人心得之一也。水蛭咸苦性平，功能破血逐瘀，通经消癥，《本草经百种录》云："凡人身瘀血方阻，尚有生气者易治，阻之久，则无生气而难治。盖血既离经，与正气全部相属，投之轻药，则拒而不纳，药过峻，又反能伤未败之血，故治之极难。水蛭最喜食人之血，而性又迟缓善入，迟缓而生血不伤，善入则坚积易破，借其力以攻积久之滞，自有利而无害也"。张锡纯亦曰："水蛭……但破瘀血而不伤新血；且其色黑下趋，又善破冲任中之瘀。盖其破瘀血者乃此物之良能，非其性之猛烈也"。又曰："破瘀血而不伤新血，纯系水之精华生成，于气分丝毫无损，而血瘀默然于无形，真良药也"。是以金实教授每遇久病正虚，血络瘀滞之证，立投此物辄效，以其缓破瘀滞而不伤正耗新故也。而泽兰辛苦微温，功能活血化瘀，行水消肿，解毒消痈，《本经通玄》云："泽兰，芳香悦脾，可以快气，疏利悦肝，可以行血，流行营卫，畅达肤窍，遂为女科上剂"。《本经逢原》曰："泽兰，专治产后血败、流于腰股，拘挛疼痛，破宿血，消癥瘕，除水肿，身面四肢浮肿"。SLE

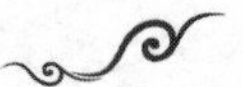

患者，常因先天真水不足，难以化气而致气化不能，邪水渐盛，或由瘀毒内阻，气化不利而至津液不归正化，反为痰饮水湿停聚体内为患，本案患者之面目浮肿，经水不通即由此瘀水互结，痹阻冲任而来，故金实教授投以泽兰化其瘀毒，行其水湿，俾水湿去而冲任调，瘀血化而胞络通，则月事有信，经通水潮，生育之机得复，婚配之举有望矣！

（四）系统性红斑狼疮脑损癫痫案

马某，女，51岁，南京建邺区。

主诉：癫痫反复发作1年余。2006年8月8日初诊：SLE，高血压，肾损害，脑损害，曾就诊于省内某医院，尿蛋白（+）。刻下：时发癫痫，平均每月两次，咽痒咳嗽，时流清涕，纳可，尿频，苔薄腻，脉细，证属肾虚肝旺，风痰瘀阻，扰动清窍。治拟益肾平肝，息风化痰，通络利窍。处方：

生地黄15g　熟地黄15g　山萸肉10g　山药15g　丹皮10g　白花蛇舌草20g　益母草15g　菟丝子20g　石菖蒲12g　丹参15g　天麻12g　代赭石（先煎）30g　黄芩15g　胆星10g　煅龙骨（先煎）15g

原方加减调理至2006年11月28日复诊：癫痫未发，足趾麻胀难消，总体症状缓解，舌脉如前。处方：

生地黄15g　熟地黄15g　山萸肉10g　菟丝子30g　全当归10g　干地龙12g　石菖蒲10g　丹参30g　地鳖虫5g　路路通10g　僵蚕12g　白附子10g　全蝎5g　甘草4g

2006年12月19日复诊：近三四天咳嗽，痰少，质脓，色白，14日时癫痫发作一次（与上次发作已间隔5个月），足趾仍麻，苔薄腻微黄，舌黯红，脉细数。处方：

胆星10g　法夏10g　桔梗10g　前胡10g　百部15g　丹参30g　石菖蒲12g　天麻10g　磁石（先煎）30g　黄芩30g　蚤休20g　银花30g　枇杷叶10g　甘草6g

2007年1月16日复诊：咽痒，癫痫未发，有时头晕，大便稀，日行1～2次，苔薄白腻，舌紫气，脉细。处方：

胆星10g　法夏10g　丹参30g　石菖蒲10g　生地黄15g　熟地黄15g　菟丝子30g　山萸肉10g　磁石（先煎）30g　天麻10g　大贝母10g　干地龙12g　僵蚕12g　陈皮10g　甘草5g

2007年3月6日复诊：SLE，癫痫未发，足趾麻胀，胃脘嘈杂，大便日行两次，苔薄腻微黄，舌淡紫气，脉细弦。处方：

胆星10g　丹参30g　石菖蒲10g　生地黄15g　熟地黄15g　山萸肉10g　菟丝子30g　半枝莲20g　灵仙20g　炒白术10g　白蔻（后下）5g　陈皮10g　苏梗10g　甘草4g

中药汤剂调治至2009年4月2日，血、尿常规皆正常，肝、肾功能正常，ESR 29mm/h，症状大致稳定，病情基本控制，期间仅数月偶发癫痫一次，发作程度亦较轻，蛋白尿、关节痛、感冒咳嗽等症轻微，如法调治则平。至2014年2月13日复诊癫痫已有一年半未发。血、尿、肝肾功能正常，目前仍在治疗观察中。

按：本案患者以癫痫反复发作为主诉求诊，经金实教授中药调理后发作间隔明显延长，发作次数逐步减少，全身症状亦渐次得缓，病情逐步获得稳定与控制，SLE病程较长或病情发作久未控制者，便容易出现中枢神经系统损害，预后较差。金实教授对治此症，恒喜运用程钟龄《医学心悟》之定痫丸为主方加减治之，查定痫丸功能息风涤痰，祛瘀通络，清心开窍，本为历来治疗癫痫疾患的古传良方，疗效确切，久经考验，自古以来多为诸大医家所推崇与赏识。然金实教授于此方运用之中，仍有新意添之于内，如对治顽固重症，夹有瘀热者，每每重用丹参至30g，考丹参味苦性微寒，功能活血祛瘀，养血安神，调经止痛，凉血消痈，《重庆堂随笔》云："丹参，降而行血，血热而滞者宜之……以心藏神而主血，心火太动则神不安，丹参清血中之火，故能安神定志；神志安，则心得其益矣"。《滇南本草》载之曰："补心定志，安神宁心。治健忘怔忡，惊悸不寐"。金实教授每谓："丹参破格重用至30g，有镇静安神之功，兼可凉血化瘀定痫，其效甚宏，若拘于常规用量，则难显殊功矣。"此亦金实教授临床数十载之独到心得也，证诸临床，果然其说。

癫痫中医责之痰瘀，胆星、石菖蒲化痰开窍定痫为必用之药。又此类心神脑窍之病，金实教授亦常投以《杨氏家藏方》牵正散加减治之，《素问·至真要大论》云："诸暴强直，皆属于风"。又此类疾患常伴抽搐风动、痰阻窍络之象，且多久病沉疴，脉络湮塞，故用白附子上通头窍经络痰浊，僵蚕祛风通络，化痰散结，平肝息风，全蝎搜剔伏风邪毒，扫荡涤清久湮络道，俾风息痰化，瘀通窍开，则风动窍闭诸象可除，心神髓海亏虚得复，是以金实教授每每强调曰："久病顽疾，往往邪入经络，深伏幽微阴血之分，若不借虫蚁搜剔涤荡，徒恃草木绥靖，往往事倍功半，难收成效，况乎此类风旋阳扰窍痹，顽痰死血久稽，份属心肝髓海、魂神意志之病乎？"

（五）系统性红斑狼疮脱发闭经案

薛某，女，29岁，南京市鼓楼区。

主诉：脱发，月经50日未行。2010年10月28日初诊：2006年面部红斑，关节疼痛，诊为SLE。2010年9月红斑加重，发烧，住省内某医院治疗，CTX 0.6g每半个月1次，羟氯喹0.2g每日2次，泼尼松50mg/d。10月20日查尿蛋白弱阳性，ESR 9mm/h，γ-GT 51U/L，TG 1.77mmol/L，C3 0.81g/L。刻下：脱发，月经50日未行，时有面热，汗多，大便日行1~2次，偏干，苔薄白腻，舌有红点，脉细弦。证属肾虚阴亏，瘀热毒蕴，冲任失养，治拟益肾滋阴，清化瘀毒，调补冲任。处方：

生地黄 30g　山萸肉 10g　丹皮 10g　菟丝子 30g　白花蛇舌草 20g　益母草 15g　虎杖 15g　制首乌 15g　黄芩 12g　煅龙骨（先煎）30g　枳壳 10g　车前草 30g　连翘 15g　大枣 15g

2010 年 11 月 11 日复诊：月经已行，但量少，两三天即净，大便已不干结，日行 1～3 次，脱发，舌脉如前。处方：2010.10.28 方去虎杖、枳壳、车前草，加陈皮 10g，六月雪 20g，炒当归 10g。

2010 年 11 月 25 日复诊：脱发，余尚可，苔薄白，脉细。处方：

制首乌 20g　生地黄 15g　熟地黄 15g　山药 15g　山萸肉 10g　丹皮 10g　菟丝子 30g　白花蛇舌草 20g　益母草 15g　枳壳 10g　石韦 30g　青蒿 15g　当归 10g　大枣 15g　黄柏 10g

2011 年 7 月 28 日复诊：7 月 23 日查 WBC 7.3×10^9/L，RBC 4.13×10^{12}/L，Hb 130g/L，PLT 202×10^9/L，。泼尼松已由每日 50mg 减至每日 10mg，月经由停闭 50 日至 24 日一行，脱发及皮疹消失，苔薄白，脉细。续以中药汤方调理至今，病情稳定，无明显不适。

按：本案患者初诊以月经 50 日未潮、严重脱发来诊，经金实教授精心辨治，于益肾清化之剂中，兼投养血填精，活血调经之品如首乌、益母草等，于 2 周后即得经水来潮，续佐以当归、卷柏、红花等养血化瘀之品通调冲任，历时半年左右，瘀热得清，肝肾得补，亏损得填，冲任得通，阴精血水渐充而生化有源，毛发得养而不脱，月水得滋而有信，机体气化代谢功能健旺，则正气日复，邪气日除，诸症向愈。经七月有余的汤方治疗，成功将激素由每日 50mg 安全撤减至每日 10mg，疗效显著而巩固，观其认证之准，思辨之当，用药之精，取效之速，可谓良医。

二、类风湿关节炎

（一）类风湿关节炎手部肿胀案

吴某，女，68 岁，南京市人，退休，电话：（025）834××987。

主诉：手指手背腕关节肿胀，疼痛 1 年。2005 年 8 月 16 日初诊：手指手背腕关节肿胀伴疼痛 1 年，曾用芬迪宁、当归穴位注射、中药口服，效果不佳。刻下：目前疼痛好转，但肿胀明显，晨僵，服用芬迪宁后至下午方可缓解。手肿胀部有热感，未发烧，纳可，苔薄白腻，舌淡红，脉细。证属风湿热邪入里，痹阻经络。治以祛风除湿，行痹通络。处方：

防风 15g　白芷 12g　威灵仙 10g　蜈蚣 3 条　甘草 6g　桂枝 10g　白芍 15g　知母 10g　制附片 10g　苡仁 30g　生石膏 20g（先煎）　雷公藤 10g（先

煎） 泽泻 30g 通草 6g

2005 年 8 月 23 日复诊：服 14 剂药后，仍有关节肿胀明显酸痛，晨僵，纳可，苔薄白，舌淡有紫气，脉细弦滑。饮水流行，归于四肢，谓之“溢饮”。增加温散化饮药物。处方：

麻黄 6g 桂枝 10g 苡仁 30g 生石膏 20g（先煎） 白术 10g 泽泻 30g 猪茯苓各 30g 当归 10g 赤芍 10g 桃仁 10g 防风 15g 威灵仙 15g 徐长卿 30g 甘草 3g

服用 1 月后，患者手部肿胀渐消，热感亦不明显。继用本方加减调治 8 个月关节肿痛基本消失，仅手指、腕关节在用力或天气变化时略有疼痛，复查 ESR、RF、CRP、肝功能、肾功能正常，至今尚好。

按：类风湿关节炎发病与风、寒、湿、热、痰、瘀相关，但湿邪贯穿病程的始终。因此治疗时应以祛湿为主，根据兼夹证的不同，配合应用祛风、散寒、化痰、清热、温阳等法。此患者手部肿胀明显，湿邪较盛，已有化热之势，当以“温药和之”，用麻桂、真武之类温散祛湿，加入生石膏以防其过热。

（二）类风湿关节炎寒湿痹阻案

孙某，女，54 岁，南京市人，电话：(025)526××416。

主诉：手指疼痛，腕关节肿胀 9 个月。2005 年 11 月 22 日初诊：因双手疼痛 9 个月，被诊断为类风湿关节炎。曾服用爱若华、奥贝等药，于 2005 年 7 月 14 日检查，ALT 395U/L，AST 253U/L，WBC 2.2×10^9/L，RF 448U/ml，目前已停用西药，希冀采取中药治疗。刻下：两侧近指掌指、腕关节肿胀明显，略有疼痛，晨僵 2 小时左右，畏寒，肢冷，得热痛减，足底痛，纳可，大便稀，每日 2～3 次，苔薄少，舌红，脉细。证属寒湿之邪内侵，痹阻气血。治以温阳散寒，祛湿通络。处方：

防风 15g 白芷 12g 灵仙 20g 蜈蚣 3 条 桂枝 10g 麻黄 10g 制附片 12g 白芍 30g 炒苡仁 30g 细辛 4g 青风藤 30g 甘草 6g

2005 年 12 月 13 日复诊：服药两周，晨僵已由 2 小时缩短为十余分钟，指足疼痛减轻，但仍浮肿，晨起恶心，纳减，头昏痛，大便每日 2 次，稀软，苔薄少，舌红，脉细。症状好转，原法继进。处方：

防风 15g 白芷 12g 灵仙 20g 蜈蚣 3 条 甘草 6g 桂枝 10g 白芍 30g 制附片 12g 橘皮 10g 竹茹 10g 黄连 5g 厚朴 10g 青风藤 30g 炒苡仁 30g

原方加减调治 3 月余，症状基本消失，检查 RF、ESR、肝功、血常规均正常。此后继续原方加减巩固。

按：类风湿关节炎的发病与风、寒、湿、热、痰、瘀相关，但本案关节肿痛，畏寒肢冷，得热痛减，病邪以寒湿为主，以验方痹痛方合麻附细辛汤加减。收效

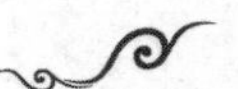

后去麻黄，加和胃药物。该患者曾用西药出现肝损伤，改用中药治疗渐以收功。

三、强直性脊柱炎

（一）强直性脊柱炎腰背痛案

陈某，男，26 岁，初诊 2010 年 11 月 25 日。

主诉：腰背痛反复 1 年余。病史：患者 06 年查 X 片示骶髂关节炎，HLA-B27 阳性，确诊为强直性脊柱炎。2009 年 11 月腰背、髋部疼痛加重，经服用多种中西药物少效，反复迁延，是故前来寻求中医诊治。刻诊：两髋腰骶背项关节疼痛，活动困难，难以站立，平卧时不能翻身，深呼吸时胸部略有不适，纳可，苔中心薄腻微黄，舌红齿印，脉细弦。检查：2010 年 5 月 8 日查 IgG 24.3g/L，IgA 4.57g/L，IgE 223.28mg/L，ESR 80mm/h，CRP 38.7mg/L，HLA-B27（+），血常规正常，ANA 自身免疫检查全套正常。病机：肝肾亏虚、风寒湿邪乘袭，痹阻经脉，有郁而化热之势。治拟益肾养血，蠲痹通络，予强脊方加减。方药：

独活 12g　桑寄生 15g　川牛膝 10g　炒当归 10g　白芍 30g　橘核 10g　玄胡 12g　防风 15g　防己 12g　白芷 12g　蜈蚣 3 条　全蝎 6g　雷公藤 10g　鸡血藤 20g　黄柏 10g　生石膏 15（先煎）　砂仁 4g（后下）　甘草 6g

前方加减，患者持续服药后，至 2011 年 3 月 10 日，症状有所改善，髋关节疼痛缓解，生活已经能自理，ESR，CRP 均已恢复正常值。

按：患者持续近四个月的中药治疗，基本上病情稳定，ESR、CRP 等均已恢复正常，病情基本控制，生活能够自理，已能站立行走。本方以补肾养血，蠲痹通络为主，当归、白芍以养血；雷公藤、鸡血藤蠲痹通络，抑制病情活动；蜈蚣、全蝎息风镇痉，祛风止痛；黄柏，生石膏清解邪热，有降低血沉的作用。全方协同，正邪兼顾，坚持治疗，终于取得较好的治疗效果。

（二）强直性脊柱炎胸骨痛案

赵某，男性，43 岁，公务员，江苏句容人，手机：1385××79895。

主诉：下腰部疼痛近 10 年伴胸骨痛半月。2004 年 12 月 6 日初诊：患者近 10 年经常下腰部疼痛，有时双膝、双髋、双肩关节疼痛，时好时坏，腰部俯仰、转侧受限，不能下蹲，曾在当地医院治疗，效果不明显，近半月出现胸骨痛，深呼吸痛甚，遂来诊治。刻下：腰骶部疼痛，活动受限，脊背隐痛伴僵硬，双膝、双髋疼痛，深呼吸时胸骨疼痛，遇热痛减，阴雨天加重，饮食尚可，二便正常，夜寐欠安，舌淡，苔薄白腻，脉细。查体：双侧“4”字试验阳性，骨盆按压试验阳性，指地距 60cm，胸廓扩展试验正常，血沉 10mm/h，RF 阴性，HLA-B27 阳性。骶髂关节 X 线片示：双侧骶髂关节外侧关节面密度增高，边缘不光整，两髋关节面模糊毛糙，可见束状骨质破坏，关节间隙狭窄，印象：双侧骶髂关节炎，双侧髋关节炎。CT 示：双侧骶髂关节下部关节面模糊毛糙，关节间隙狭窄，印象：双侧骶髂关节炎改变（双侧Ⅱ级），诊为强直性脊柱炎，证属寒湿痹阻证。治以祛风除湿，温经散寒通络。处方：强脊定痛汤加减。

全当归 30g　白芍 30g　川牛膝 10g　防风 15g　白芷 15g　蜈蚣 3 条　川草乌各 8g　桂枝 10g　木瓜 10g　甘草 6g

二诊：上方服 3 周后，腰骶部疼痛不明显，胸骨时有针刺感，呼吸时无影响，其他关节痛不明显，血压：140/95mmHg。药用：

威灵仙 20g　白芷 15g　蜈蚣 3 条　白芍 30g　川牛膝 10g　钩藤 30g　枳壳 10g　檀香 8g　玄胡 12g　丹参 15g　丝瓜络 10g　甘草 5g

三诊：前方服 3 周后，腰骶部疼痛及其他关节痛基本消失，胸骨痛偶有发作，小便频数，淋漓不尽，去丝瓜络，加车前草 30g、全当归 10g。

治疗 3 个月后，复查血沉正常，腰骶部及其他关节痛基本消失，指地距 30cm，胸廓扩展试验正常，双侧“4”字试验弱阳性，后以强脊定痛汤加减，每周 1 剂巩固治疗，追访至今，病情稳定。

按：本案初诊辨证属肾虚寒湿痹阻，经用温经散寒通络药后症状迅速缓解，二诊考虑胸骨时有刺痛，血压偏高，祛除川草乌、桂枝等温热药，加入丹参、檀香、枳壳、丝瓜络、玄胡、钩藤等活血宽胸平肝药物，法随证转，药随法变，药证切合方能取得良效。

四、干燥综合征

（一）干燥综合征反复口腔溃疡案

梁某，女，58 岁，职员，初诊：2008 年 03 月 07 日。

主诉：口干、目涩 7 月余。病史：外院诊断为干燥综合征。唇黏膜活检：Ⅱ级炎症改变。刻下：口干，常有口唇溃疡，目涩、畏光，每天需点人工泪液四、五次，苔薄腻，中剥，舌淡黯紫，脉弦滑。辨证：阴虚燥热，络脉滞涩，治以滋阴润燥，宣肺通络。方药：养阴宣肺布津汤加减。

黄连 6g　南北沙参各 20g　天麦冬各 20g　天花粉 30g　夏枯草 12g　紫菀 10g　密蒙花 10g　赤芍 10g　路路通 10g　枸杞子 12g　谷精草 15g　生甘草 5g

二诊：2008 年 04 月 08 日，服药后口唇溃疡未再出现，仍有口干，晨起较著，眼干涩，鼻灼热干燥，舌脉同前。

方药：上方减路路通、谷精草、夏枯草，加生石膏 15g、芡实 30g、石斛 20g。

三诊：2008 年 04 月 28 日，服药后目涩、畏光略有好转，仍有口干苦，鼻干灼热，夜间饮水 4～5 次以上，苔薄腻，中心少，舌淡黯紫，脉弦滑，大便 4～5 次/日。方药：

紫菀 10g　天麦冬各 20g　天花粉 30g　石斛 20g　龙胆草 6g　黄连 6g

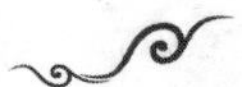

生石膏 10g　芡实 40g　枸杞子 12g　桑白皮 15g　生地黄 20g　甘草 5g

服药 3 个月后患者口干、鼻干、眼干均有好转，口腔溃疡未复发，夜晚饮水已少，大便每日 3 次。患者定期门诊两年多，口干、鼻干、目涩等症状明显好转，病情稳定。

按：该患者临床表现典型，口干、目涩、鼻灼热，夜间饮水量多，且反复发作口腔溃疡。阴虚燥热为基本病机，选用养阴生津，清热润燥之品，以验方养阴宣肺布津汤为主加减。有多篇临床及实验研究表明：此方不仅能有效改善口干、眼干等症状，还能显著降低 sICAM-1、免疫球蛋白、血沉等水平，且未发现明显不良反应。

（二）干燥综合征慢性腮腺肿大案

韩某，女，50 岁，教师。

主诉：眼干、口干、腮腺肿大 3 年余。2001 年 10 月初诊：患者曾于 2000 年 8 月就诊于某西医院。查腮腺造影示：腮腺分支导管增粗，排空相上见导管内部分造影剂残留，实验室检查：抗 SSA（+），抗 SSB（-），血沉 48mm/h，诊断为原发性干燥综合征。给予眼药水滴眼、甲氨蝶呤及复合维生素 B 等药治疗一年余，未见明显改善。刻下：双目干涩不适，泪少，频繁瞬目，咽干，口燥，口唇起皱皮，时欲饮水，乏力，夜寐欠安，大便秘结，两侧腮腺区肿大，以右侧明显，皮色正常，边界不清，无明显压痛，舌红，少苔，有裂纹，脉细涩。Schirmer 试验：左 4mm/5min，右 5mm/5min；角膜染色试验：左（+），右（-）；血沉：45mm/h。证属阴虚络滞、肺不布津，治以生津润燥、宣肺通络。处方：

紫菀 20g　南北沙参各 15g　天麦冬各 15g　生石膏 30g　乌梅肉 10g　桃仁 10g　路路通 10g　甘草 5g

水煎服，每日 1 剂。

前方加减服用 1 个月后，除眼干涩未减，余症均有明显减轻，继用原方 2 个月后，眼干涩明显缓解。Schirmer 试验：左 10mm/5min，右 8mm/5min；角膜染色试验：左（-），右（-）；血沉 24mm/h。续服 3 个月，先后加减用山楂、桔梗、穿山甲、白芍等药，病情稳定无复发。

按：生津颗粒是金实教授研制的治疗 SS 的复方药物，本方以养阴润燥、通络行滞为大法，着眼于润肺、开肺、清肺，主要药物为紫菀、南沙参、石膏、桃仁、甘草等，疗效显著。

（三）干燥综合征咽干进食困难案

患者孙某，女，35 岁，2004 年 9 月 21 日初诊。

主诉：口干、眼干、进食困难 1 年余，加重 3 个月。患者自述于两年前无明确诱因出现口干眼干，眼有异物感，伴乏力。半年来出现干食吞咽困难，需用水送服，伴鼻腔干燥、咳嗽痰黏，体重下降，遂来就诊。症见：口干、眼干、吞咽困难、鼻腔干燥、偶有干咳、有乏力、大便干燥，舌红苔少，有裂纹，无苔，脉细数。查抗核抗体（ANA）阳性，RF-IgM 64IU/ml，sICAM 196IU/ml，Schirmer 试验左眼 5mm，右眼 3mm，角膜荧光染色，双眼（+）。诊断为原发性干燥综合征，辨证属阴虚络滞，兼有瘀热。治疗：养阴生津，清热行滞，方以宣肺布津汤。

南沙参 20g　紫菀 10g　桃仁 10g　石膏 20g　麦冬 20g　甘草 6g

水煎温服，1 日 2 次。

2004 年 11 月 2 日复诊，患者眼干、口干、瞬目时异物感、鼻干、进食困难、乏力等症状均有好转，偶有咳嗽、痰少白黏、舌红、少苔有裂纹、脉细。后方加生地 30g，天花粉 30g。

患者仍继续在门诊按原方加减治疗，3 个月后，进食已无大碍，病情稳定，查 Schirmer 试验左眼 12mm，右眼 8mm，RF-IgM 阴性，ESR 24mm/h，sICAM 46IU/ml。

按：该患者临床表现典型，口干、目涩、鼻灼热，夜间饮水量多，且有较突出的进干食吞咽困难症状，此为阴虚燥热，失于濡养，胃失润降所致。治疗以沙参、麦冬、生地、天花粉、甘草养阴生津润燥治本；生石膏、桃仁、紫菀清热通络，宣肺布津治标，阴津养复，食道濡润，病情得以缓解。

（四）干燥综合征伴皮肤、阴道黏膜干燥案

周某，女，40 岁，2004 年 3 月 15 日初诊。主诉：口、眼、鼻干燥，皮肤干燥 2 年。患者 2 年来口干咽燥，唾液少，眼、鼻干燥，无泪，皮肤干燥，汗少，阴道黏膜干燥，复发性口腔溃疡，症状逐渐加重，就诊于当地医院，诊断：干燥综合征。间断性服中西药物治疗，症状不缓解。前来我院风湿科就诊，就诊时：口、鼻、眼干燥，无泪，皮肤干燥，阴道黏膜干燥，汗少，舌体灼痛，咽干，进干食困难，头昏纳差，气短乏力，腰酸耳鸣，大便干结，舌红苔白，乏津有裂纹，脉细弦。实验室检查：抗核抗体（+），抗 SSA 抗体（+），抗 SSB 抗体（+），类风湿因子 1∶128，免疫球蛋白 IgG，IgM 均增高，血沉 85mm/h，Schirmer 试验左眼 2mm，右眼 1mm，角膜荧光染色，双眼（+）。双侧腮腺肿大。诊断：干燥综合征。治拟：宜清热润燥，宣肺布津。药用：

南沙参 15g　石膏 15g　麦冬 10g　紫菀 6g　桃仁 10g　生甘草 5g

每日 1 剂，水煎，分 2 次温服。忌生冷及刺激性食物。

5 月 16 日诊：前方麦冬改 15g，加天冬、生地各 15g，继续治疗两个月，诸症明显好转，眼干、口干、耳鸣、阴道黏膜干燥均已明显减轻，舌红苔白，脉细弦。复查实验室指标：血沉 28mm/h，Schirmer 试验左眼 5mm，右眼 5mm，角膜荧光染色，双眼（+），RF 1∶64。前方加减继进。

6 月 18 日诊：症状基本消失，无眼干、咽干、鼻干、耳鸣眩晕，皮肤阴道黏膜干燥也不明显，舌淡红苔薄白，复查实验室各项指标：血沉 15mm/h，Schirmer 试

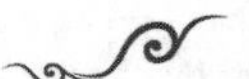

验左眼 10mm，右眼 12mm，角膜荧光染色：双眼（+）。

再以生津汤方加减巩固疗效，6 个月后症状消失，病情稳定停药。

按：该患者以口、眼、咽、鼻、皮肤、阴道黏膜干燥为主要表现，属中医“燥证”范畴，阴虚津亏，燥热瘀毒痹阻，津液络道不畅为基本病机，以生津方为主方加减，治疗半年多，阴津复，燥热清、隧络畅则燥象得以缓解。

（五）干燥综合征伴腮腺肿大案

王某，女，50 岁，教师。

主诉：两眼干涩、咽干 3 年余。2011 年 10 月初诊，患者曾于 2008 年 9 月因口干眼干就诊于当地医院，行腮腺造影示：腮腺分支导管增粗，排空相上见导管内部分造影剂残留。实验室检查：抗 SSA（+），抗 SSB（+），总 ANA 定量 > 1∶1000，血沉 48mm/h。诊断为原发性干燥综合征，给予人工泪液眼药水滴眼、激素、甲氨蝶呤等药治疗 1 年余，未见明显改善，症状渐加重。刻下：双目干涩不适，泪少，频繁瞬目，咽干，口燥，口唇起皱皮，时欲饮水，不能较长时间讲话，乏力，夜寐欠安，大便秘结。两侧腮腺区肿大，以右侧明显，皮色正常，边界不清，无明显压痛。舌红，少苔，有裂纹，脉细涩。Schirmer 试验：左 3mm/5min，右 2mm/5min。角膜荧光染色试验：左（+），右（+）。血沉：45mm/h。辨证属阴虚络滞、肺不布津。治拟生津润燥、宣肺通络。处方：

紫菀 20g　南北沙参各 15g　天麦冬各 15g　生石膏 30g　乌梅肉 10g　桃仁 10g　路路通 10g　生甘草 6g

水煎服，每日 1 剂。

服用 1 个月后，除眼干涩未减，口干、腮腺肿大有明显减轻，继用原方 2 个月后，眼干涩明显缓解。Schirmer 试验：左 8mm/5min，右 8mm/5min。角膜荧光染色试验：左（-），右（-）。血沉：24mm/h。续服 3 个月，先后加减用山楂、桔梗、穿山甲、白芍等药，病情稳定无复发。

按：该患者慢性腮腺肿大为突出表现，治疗除以南北沙参、天麦冬、乌梅、甘草等甘寒酸甘养阴生津；生石膏清解燥热；配合紫菀宣肺布津，桃仁、路路通化瘀通络。标本同治，养、通并用，体现了治疗干燥综合征的独特思路。

（六）干燥综合征伴类风湿关节炎案

王某，女，78 岁，2012 年 04 月 13 日初诊。

主诉：口眼干燥伴全身关节痛十余年。1997 年因四肢关节对称性肿痛伴口干、眼干在外院诊断为类风湿关节炎、干燥综合征，2011.12.16 查 ANA：1∶24，ANA 抗体谱全套（-），ESR：15mm/h，RF 1∶640，CRP：2.27mg/L，CCP：29RU/ml，肝肾功（-），刻诊：眼干涩，口干，牙齿片状脱落，多个手指关节肿痛，右腕关节疼痛为甚，晨僵，下肢亦有压痛，纳可，苔薄黄，舌红，脉细。辨证阴虚燥热，风湿痹阻。处方：

紫菀 10g　南北沙参各 15g　天麦冬各 15g　石斛 20g　枸杞 12g　生石膏 15g　威灵仙 15g　白芷 12g　蜈蚣 3g　玄胡 12g　雷公藤 10g　鸡血藤 20g　路路通 10g　甘草 6g

2012 年 4 月 27 日复诊:关节痛、眼干口干好转,腕关节及下肢仍有胀痛,绷急感,纳可,苔脉如前。4 月 13 日方去路路通、玄胡、生石膏,加小通草 8g、薏苡仁 30g、防已 12g。

2012 年 5 月 15 日复诊:右腕关节活动时痛,口干减轻,眼干,下肢绷急胀感已好转,大便稀,舌脉如前。

紫菀 10g　南北沙参各 20g　天麦冬各 20g　枸杞 12g　石斛 20g　生石膏 25g　威灵仙 20g　白芷 12g　蜈蚣 3g　防风 15g　雷公藤 12g　鸡血藤 25g　薏苡仁 30g　甘草 6g　14 剂

按:该患者口干眼干,合并关节疼痛,属中医“燥痹”范畴,选用天麦冬、南北沙参、枸杞、石斛、生石膏、紫菀、甘草等养阴生津,清热润燥,配合威灵仙、白芷、蜈蚣、雷公藤、鸡血藤、防风、苡仁等蠲痹通络止痛。

五、纤维肌痛综合征

梁某,女,38 岁,南京市人,超市营业员。

主诉:周身疼痛六个多月。2004 年 9 月 13 日初诊:曾在南京、上海多所医院求治,诊为“纤维肌痛综合征”,服用阿米替林、芬必得、泼尼松及中药治疗,症状略有好转,但停药后疼痛如前。2004 年曾查血常规、肝功能、肾功能、类风湿因子、C 反应蛋白及多项自身抗体检测均无异常发现,仅血沉 26mm/h。刻诊:周身肌肉酸痛半年余,天气变化及情绪波动时加重,痛处以腰背肩部为主,触按痛甚,夜寐不安,常因翻身疼痛而难以安眠,时有抑郁焦虑,易于疲劳,食纳欠香,舌苔薄白,舌有红点,脉细小数。证属情志怫郁,心肝不宁,外邪乘袭,络脉痹阻,病久阴血受损,心肝失养,遂成虚实夹杂之证,治当养心柔肝,祛邪通络,消纤痛方进治。处方:

炒酸枣仁 30g　元胡索 20g　徐长卿 20g　防已 15g　白芍 30g　甘草 10g

2004 年 9 月 28 日二诊:14 剂药后,周身疼痛略有减轻,夜寐已有改善,余状如前,纳谷仍少。前方甘草改 5g,加生谷麦芽各 15g,以疏肝开胃。

此后,以 9 月 13 日方加减进治,历时三个多月,睡眠渐安,身痛基本消失,血沉亦恢复正常。

按:纤维肌痛综合征(FS)临床表现为肌肉、关节、骨骼多处疼痛僵硬,广泛压痛,睡眠障碍,疲劳压抑等,严重影响患者身心健康。本病临床并非少见,本方以酸枣仁养阴宁心安神为君,配防已祛风除湿,利水止痛;徐长卿祛风活血止痛为臣;佐以玄胡活血行气止痛、白芍柔肝缓急止痛,共奏祛风通络,宁心

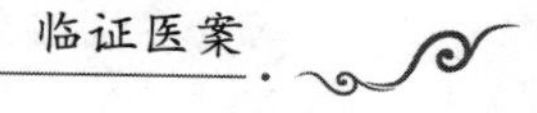

安神，宣痹止痛之功。江苏省中医院及江苏省人民医院临床研究表明，本方能显著改善身痛乏力、睡眠及抑郁症状，显效率及有效率均高于阿米替林对照组。实验研究表明：本方作用于神经内分泌网络，又有直接的镇痛抗炎作用，且安全而无明显毒副作用。

六、痛风性关节炎

王某，男性，31岁。

初诊：2006年8月31就诊。主诉：关节肿痛反复5年，右踝肿痛4天。病史：痛风病史5年余，发作日益频繁，每月发作1～2次，每次10天以上。本次无明显诱因，发作4天，未见好转，活动困难。刻诊：患者右足内外踝红肿热痛，局部肿胀甚，疼痛夜间尤甚，不能行走，食欲差，尿黄，口干，乏力，舌红，苔薄白腻，脉弦细数。检查：血尿酸：455μmol/L，血沉：5mm/h，CRP 54.80mg/L，血白细胞 $11.58 \times 10^9/L$。病机：血热痹络，湿浊内蕴。治拟清热凉血，利湿泄浊，蠲痹通络。予痛风方加减。方药：

生地30g　丹皮10g　生石膏30g　黄柏10g　防风15g　白芷15g　灵仙20g　蜈蚣3条　生甘草3g　通草6g　赤芍10g　萆薢10g　玄胡12g

9月4日复诊，患者服药14剂后疼痛消失，红肿已去大半，能行走活动。再予原方加减服14剂后，症状消失，活动自如，纳可，二便调，苔脉如常，实验室检查血常规及血尿酸复常。

继以原方加减巩固疗效。嘱其禁酒，低嘌呤饮食，多饮水。跟踪观察两年，血尿酸及ESR、CRP均在正常范围，未复发。

按：痛风方中生石膏、黄柏、通草、萆薢清热利湿泄浊；丹皮、生地、赤芍凉血散血；防风、白芷、灵仙、蜈蚣祛风湿通络止痛；玄胡行气活血止痛；甘草调和诸药。痛风活动期以清热泄浊、通络止痛为主；缓解期减少清热止痛力度，加强泄浊和络作用，结合健脾益肾药物，配合饮食调养，长期坚持，方能收功。

七、骨性关节炎

（一）膝关节肿痛寒湿痹阻案

洪某，女，55岁，南京市人，家政。

初诊：2011年8月29日。主诉：双膝关节疼痛7年，加重3个月。刻诊：双膝关节肿痛，局部畏寒，步履困难，纳可，大便两日一行，苔薄白，脉细。检查：膝关节磁共振：右膝退化性骨关节炎，骨质增生，关节下骨质侵蚀，关节腔积液，内外侧半月板变性损伤。病机：年逾半百，肝肾亏虚，邪阻络痹，不通则痛。治宜补肾养血，搜风止痛，予经验方痹痛方合独活寄生汤加减。方药：

独活12g　川牛膝10g　白芍30g　炒当归10g　防风15g　防己12g　白

芷 12g　灵仙 20g　蜈蚣 3 条　制川草乌各 6g　徐长卿 30g　苡仁 30g　陈皮 10g　甘草 5g

服药两周后，疼痛明显减轻，步行已不困难，惟上下楼梯时微有不适，再予加入桑寄生、全蝎补肾通络，数周后症状消失，步行如常。

按：退化性膝关节炎为老年人常见疾病，其主要症状是膝关节肿胀疼痛，屈伸不利。本病中医属"痹证"范畴，其病因病机多为肝肾两虚，筋骨失荣，加之外伤劳损，风寒湿邪侵袭，络脉痹阻。痹痛方为独活寄生汤加减，寄生、牛膝、当归、白芍补益肝肾，养血和络；独活、白芷、防风、灵仙祛风散寒，除湿止痛；蜈蚣搜剔经络中风湿痰瘀之邪，通络止痛，诸药共奏补益肝肾，通络止痛之功效。中老年退行性变不可一味止痛，更不可滥用激素，中药治疗宜在蠲痹通络的基础上，加入补肝肾、强筋骨之品，以扶正固本。

（二）膝关节肿痛湿热痹阻案

柳某，男，83 岁，江苏南京人，军队离休干部。

初诊：2008 年 10 月 20 日。病史：患者骨性关节炎膝关节肿痛，门诊中西药治疗未能控制，近住南京某三甲医院，曾用美卓乐、甲氨蝶呤、非甾体抗炎镇痛药等，多未能缓解。因年老激素不便使用，遂出院来我处门诊求治中医药。检查：RF 223U/ml，ESR 63mm/h，CRP 43.2mg/L；MRI 示：①左膝退行性变；②左膝关节内外侧半月板后角变性；③左右膝关节囊积液；胸部 CT 示：①两上肺陈旧性肺结核；②慢支肺气肿两肺感染。刻下：两膝关节肿胀，疼痛剧烈，局部略热，不能站立，步履维艰，寝食难安，苔黄腻，舌有紫气，脉细弦。辨证：痹证（肝肾不足，湿热痹阻证）。治法：清热祛湿，益肾蠲痹。处方：

独活 12g　川牛膝 10g　桑寄生 15g　防风 15g　白芷 12g　灵仙 20g　蜈蚣 3 条　白芍 30g　玄胡 10g　小通草 8g　全蝎 6g　防己 12g　黄柏 10g　甘草 4g

嘱停用美卓乐及 MTX 仅维持扶他林每日 75mg。

复诊：2008 年 12 月 8 日，治疗两周后，膝关节肿痛即有明显缓解，已能站立行走数步，持续治疗 1 月余，患者精神好转，不动则无明显痛感，膝关节肿胀渐消，已能扶携上下楼梯，膝关节仍有不利，纳可，便调，苔薄黄舌黯红，脉细弦。治疗已显效果，但 ESR、CRP 仅略有下降，原方加减继进。停用扶他林，中药去防己，加连翘 15g，青风藤 20g。

复诊：2009 年 2 月 23 日，逐步停用两药，纯用中药治疗 4 个月，检查血常规、肝肾功能均正常，ESR 11mm/h，CRP 6.3mg/L，RF21.3U/ml。关节肿痛基本消失，由不能站立转为已能行走，且步行时无疼痛感，但仍欠灵活。患者年事已高，肝肾亏虚，继用补肝肾、强筋骨方药调养。

按：患者年逾八旬，激素使用副作用较大，门诊及住院治疗不能缓解，转投

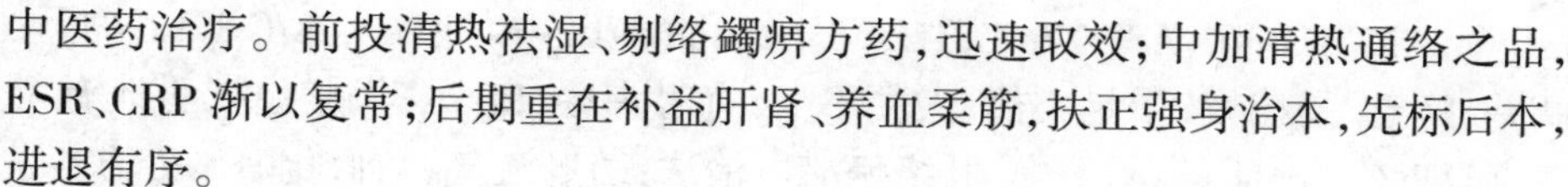

中医药治疗。前投清热祛湿、剔络蠲痹方药，迅速取效；中加清热通络之品，ESR、CRP 渐以复常；后期重在补益肝肾、养血柔筋，扶正强身治本，先标后本，进退有序。

八、桥本氏甲状腺炎

张某，女，27 岁，南京浦口人。

初诊：2007 年 7 月 17 日，皮肤红斑、口干 1 个月，经查 SSA、SSB、ANA 正常，甲状腺过氧化物抗体 600IU/ml，甲状腺蛋白抗体 560.9IU/ml，促甲状腺素 0.04uIU/ml。B 超示：甲状腺对称肿大，南京某医院诊断为桥本氏甲状腺炎。刻下：皮肤感觉干痒，口干，咽部不适，面部红斑并有渗水，纳可，大便干结，舌红，脉细弦。治法：养阴清肺润燥，清热凉血化瘀。处方：

紫菀 10g　南北沙参各 20g　天麦冬各 20g　制首乌 15g　丹皮 10g　赤芍 10g　生石膏 20g　苦参 12g　生地 30g　白蒺藜 15g　路路通 10g　扁蓄 10g　生甘草 5g　制军 4g

复诊：2007 年 8 月 23 日，服药 1 月余，患者经治疗皮疹好转，面部皮疹仍时隐时现，眼干痒，口咽干燥，有时口腔溃疡，苔薄白，舌红，脉细，月经量少，8 月 9 日查腮腺造影未见异常，继用滋阴清热，活血祛风药物调治。处方：

生地 30g　枸杞 12g　南北沙参各 20g　天麦冬各 15g　丹皮 10g　赤芍 12g　密蒙花 10g　白蒺藜 15g　黄芩 12g　生石膏 20g　薄荷 10g　玫瑰花 3g　生甘草 5g

复诊：2007 年 12 月 27 日复诊，12 月 24 日查促甲状腺激素已经正常，肝功能正常。月经量已有增加，口干好转，溃疡未起，眼干减轻，近两日情志失畅，面部仍有小红疹，苔薄白，舌红，脉细。诸症好转，继续调治。处方：

紫菀 15g　南北沙参各 20g　天麦冬各 20g　路路通 12g　夏枯草 15g　白蒺藜 15g　生地 30g　石斛 20g　密蒙花 12g　生石膏 30g　生军 6g　甘草 6g

按：该病人桥本甲状腺炎，临床表现为皮肤红斑渗水、咽干不适，怎么治疗？是按病名套用药物，还是辨证施治？金实教授使用滋阴清热、活血化瘀药物并根据症状随证加减。12 月 24 日检查示患者体内激素水平已正常，继续服药调治至今，无明显不适。此案体现了辨证论治是中医的核心灵魂。

九、自身免疫性肝病

（一）自身免疫性肝病合并干燥综合征案

童某，男，58 岁，上海市人，退休，电话：021-526XXX44。

初诊：2006 年 12 月 4 日。病史：肝功能波动 30 年，经上海华山医院诊断为自身免疫性肝病。2006 年 11 月 2 日检查 ANA 1∶100，SSA（+），SSB（+），

IgG ↑，ALT 130u/L，AST 77u/L，TG 1.8～2.3mmol/L，γ-GT 43u/L，A/G 1.31。刻下：寐差，疲乏，易感冒，手足心热，大便不畅，有时头昏，口干，苔腻微黄，舌淡有紫气，脉细弦。辨证：气阴两虚，肝络瘀滞。治法：疏肝流气，活血化瘀。处方：

姜黄 10g　山栀 10g　炒柴胡 6g　黄芩 15g　枳壳 10g　垂盆草 40g　鸡骨草 20g　丹参 10g　佛手片 10g　茵陈 20g　泽泻 25g　夏枯草 15g　炒白术 10g　甘草 5g

复诊：2007 年 3 月 22 日，服药调治 3 月余，感觉良好，大便已畅，头昏好转，乏力改善，感觉有时右胁胀且隐痛，苔黄腻，舌淡有紫气，脉弦细。1 月 2 日检查 ANA 1∶320（颗粒型）。2 月 12 日检查泪流量：右眼 4mm/5min，左眼 3mm/5min。

3 月 9 日检查 ALT 16u/L，A/G＝48/36，血清前白蛋白 2.1g/L，抗 SSA（+），SSB（+）。确诊为自身免疫性肝病及干燥综合征，症状明显好转，原方加减。处方：

姜黄 10g　黄芩 15g　炒柴胡 6g　枳壳 10g　丹参 12g　垂盆草 40g　胆星 10g　黄连 6g　佛手片 10g　法半夏 10g　甘草 6g　天花粉 30g　夏枯草 15g

上方加减服用四月余后，诸症改善，复查：ALT 31U/L，AST 28U/L，γ-GT 16U/L，TB 15.1μmol/L，DB 4.0μmol/L。原方加减调理至今，病情稳定。

按：对自身免疫性肝病来说，湿、毒、郁、瘀、痰是本病之源，脏腑功能失调是本病之象，阴阳气血虚弱是本病之本，肝络瘀滞是病机的中转环节，治疗应以流气和络为大法，即疏肝流气，养血和络。此病人舌淡有紫气，为有瘀之象，因此少佐活血化瘀之药。

（二）自身免疫性肝病并白塞病案

沈某，女，41 岁，本院职工。

初诊：1998 年 6 月 25 日。病史：该患者于 9 年前曾确诊为自身免疫性肝病，阴部溃破缠绵不愈，左眼发红、疼痛，口干，泪少，胸闷，头晕，舌有瘀点，苔薄，脉弦细。查泪滤纸试验：右眼 2mm/5min，左眼 0mm/5min；抗 ss-DNA（+），抗 SSA（+）；AST 193U/L，ALT 157U/L，ALP 390U/L，γ-GT 329U/L。辨证：阴虚内热，肝络郁滞。治法：疏肝流气、活血和络、养阴清热。处方：

炒柴胡 5g　黄芩 10g　川连 4g　天麦冬各 10g　南北沙参各 15g　郁金 10g　枳壳 10g　生石膏 30g　丹参 10g　垂盆草 40g　甘草 6g

服用 1 个月后，症状好转，继经本方加减调理半年后，症状明显好转，口腔溃疡不明显，目微干，饮食及二便正常，无其他不适。查抗 ss-DNA（-），抗 SSA（-）；AST 45U/L，ALT 18U/L，γ-GT 48U/L；泪滤纸试验左右眼均为 5mm/5min。原方加减调理至今，病情稳定。

按：根据自身免疫性肝炎的临床表现，将其归属于中医学“癥积”、“黄疸”、

"胁痛"、"郁证"之范畴。本病属本虚标实,病机关键为肝络郁滞。针对本病的病机特点,我们制定"流气和络"是指祛除湿、热、瘀、毒等邪气以流顺肝气、和畅肝络的方法。我们认为自身免疫性肝炎重在通,而不在补;用药重轻灵活泼,忌寒遏壅补。促使气顺络畅,气血阴阳平衡,而致疾病痊愈。

第二节　其他疾病医案

一、咳嗽

肿瘤放化疗久咳案

金某,女,61岁,南京某材料供应站职工。

初诊:2009年8月10日。患者因子宫内膜癌术后而进行放化疗,咽喉不适、闷咳气急两个多月,经西药治疗未见缓解,至今仍干咳,气急,咯痰较少,咽干咽痒,活动则气急,咳嗽加重,舌红苔薄少脉细弦。病机:证属肺阴耗伤,虚热内灼,肺失润降。治拟滋阴清热,润肺止咳。选久咳方出入。方药:

百部15g　天麦冬各15g　南北沙参各15g　桔梗10g　象贝母10g　射干10g　炙麻黄10g　黄芩30g　鱼腥草30g　连翘20g　生地30g　甘草6g

8月25日复诊:患者药后,咳嗽症状渐有改善,继用前方加蝉蜕、蜈蚣、川贝母等,1月后,咳嗽得以平息。

按:金实教授治疗肿瘤放化疗或外感热病后期肺阴耗伤,干咳不已,常用久咳方,方中天麦冬、南北沙参、生地滋养肺阴;桔梗、象贝母化痰止咳;射干、黄芩、鱼腥草、连翘清肺泄热;炙麻黄宣肺平喘;百部润肺止咳;甘草甘缓和中。咽痛者选加射干、马勃、银花、连翘等;咽痒不适,风邪留恋者选加蝉蜕、防风、荆芥等;咳甚者选加蜈蚣、蝉蜕、罂粟壳、川贝母等;内热甚或伴黄脓痰者选加鱼腥草、银花、连翘等。本案中黄芩、连翘等药,用量较大,乃是考虑到本案患者经西药治疗,体内病菌已有耐药性,故加大用量以增强药效。

二、慢性萎缩性胃炎

(一)慢性萎缩性胃炎伴肠上皮化生案

王某,女,50岁,南京市人,公司职员。

初诊:2010年7月19日。主诉:胃脘隐痛伴腹泻反复两年余。患者有慢性萎缩性胃炎伴肠上皮化生病史,稍有饮食不当则腹泻,大便日行7次,先成形后散软,经多次治疗,胃痛未作,仍有胃脘胀闷,嗳气不适,便溏,饮食不慎则症状加重,平素气短乏力,精神欠振,舌淡苔薄根黄腻,脉细。病机:脾虚气滞,运化失健,治以健脾和中,清热化湿。以加减健脾方加减治疗。方药:

太子参 12g　炒白术 10g　茯苓 12g　砂仁(后下)4g　广木香 10g　法半夏 10g　陈皮 10g　芡实 30g　黄连 6g　枳壳 10g　鸡内金 12g　蒲公英 15g　白花蛇舌草 20g　佛手 10g　甘草 5g

此方加减治疗三个多月，腹胀逐步减轻，腹泻由日行 7 次逐减为日行 1 次。2011 年 5 月 14 日复查胃镜：慢性浅表萎缩性胃炎伴肠上皮化生已消失，HP(-)，仅有轻度慢性浅表性胃炎。

按：加减健脾方中党参、白术甘温补气，砂仁、陈皮、木香辛香利气，气运则脾健而胃强。山楂酸温收缩之性，能消油腻腥膻之食；神曲辛温蒸窖之物，能消酒食陈腐之积；鸡内金善消各种食物积滞，故以三药助之使化；茯苓、芡实健脾渗湿止泻；黄连苦寒，清肠中湿热，合木香，一寒一热，一阴一阳，有相济之妙，能厚胃涩肠止泻。临床加减：腹泻轻者选加芡实、车前子；腹泻稍重者可选加诃子、石榴皮；腹泻重者用赤石脂。用消补兼施之剂，临床常取得良好效果。

(二) 慢性萎缩性胃炎伴肠上皮化生，HP 阴性案

胡某，女，60 岁，安徽天长人。

初诊：2006 年 12 月 21 日。病史：2006 年 4 月 4 日，经胃镜检查，显示为慢性萎缩性胃炎伴肠上皮化生。HP 正常。刻下：胃脘嘈杂隐痛，脐下腹痛，嗳气、不泛酸水，纳食不香，咽喉如有痰堵，苔薄黄，舌黯红，弦细弦。辨证：脾胃亏虚，痰气郁滞，胃失和降。治法：健脾和胃，行气化痰，和中止痛。处方：

太子参 10g　白术 10g　山药 10g　制香附 10g　苏梗 10g　陈皮 10g　枳壳 10g　佛手片 10g　法半夏 10g　白芍 12g　玄胡 10g　八月札 12g　白蔻(后下)5g　川连 3g　甘草 5g

复诊：2007 年 3 月 1 日，原方加白花蛇舌草、薏苡仁等调治两个月余，诸证减轻，胃脘已无隐痛，腹痛消失，但仍有时恶心、嗳气、饮食上泛，苔薄白，脉细弦。处方：

太子参 10g　白术 10g　苏梗 10g　黄连 6g　麦冬 10g　陈皮 10g　佛手片 10g　枳壳 10g　砂仁(后下)4g　炙鸡金 12g　法半夏 10g　玄胡 10g　白花蛇舌草 15g　薏苡仁 15g　川朴 10g　竹茹 6g　甘草 4g

该方略有加减调治半年余，患者诸证缓解，纳食增加，复查胃镜示：轻度慢性浅表性胃炎。拟原法巩固，至今病情稳定。

按：慢性萎缩性胃炎以脾胃虚弱为其主要病理，因脾虚易受邪气，故临证多见虚实错杂之证，尤易夹杂气滞、血瘀、食积、湿阻、热郁之证。患者胃脘嘈杂，苔薄黄，舌黯红，脉细，为胃阴亏虚内有郁热之象；胃脘隐痛，嗳气，咽喉如有痰堵为气机失调，胃失和降，方用香砂六君合连苏饮加减。金实教授谓：萎缩性胃炎伴肠上皮化生系慢性病变，治疗非短期能效，用药宜轻灵活泼，忌用滋腻厚味、香辛燥烈伤阴之药。

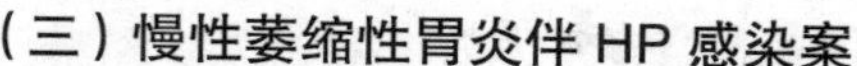

（三）慢性萎缩性胃炎伴 HP 感染案

何某，男，49 岁，南京市人。

初诊：2010 年 3 月 18 日。主诉：胃脘隐痛反复十余年。刻诊，胃脘隐痛，胀闷，嗳气，嘈杂，泛酸，纳可。苔薄微黄腻，舌黯红，少许齿印，脉细弦。检查：2009 年 7 月 20 日胃镜：球部重度浅表性十二指肠炎伴坏死；窦部轻度萎缩性胃炎伴肠上皮化生及坏死组织，局部溃疡；胃体轻度萎缩性胃炎伴肠上皮化生及淋巴组织增生，活动性。胆汁反流。HP（+++）。病机：气滞郁热，肝胃失和，正气受损，治拟补气健脾，疏肝和胃，清热解毒。方药：

白术 10g　苏梗 10g　陈皮 10g　制香附 10g　枳壳 10g　法半夏 10g　白及 10g　砂仁（后下）4g　黄连 6g　吴茱萸 3g　煅乌贼骨 15g　白芍 15g　蒲公英 20g　生甘草 5g

每日 1 剂，水煎 2 次，早晚分服。

药后胃脘胀闷、泛酸、嘈杂、嗳气明显缓解，仍有时胃脘隐痛，此为邪实渐去，虚象毕露，去白及、吴茱萸，加入太子参、白花蛇舌草等药。

经过五个月的随证加减治疗，患者症状逐渐缓解，萎缩性胃炎伴肠上皮化生及坏死，局部溃疡，胆汁反流均已消失，于 2010 年 8 月 27 日复查胃镜：食管息肉（已夹除），慢性浅表性胃炎。HP（-）。病情稳定。

按：金实教授分析近年来有关文献报道，结合多年临床经验，认为慢性萎缩性胃炎以脾胃虚弱为基本病变，胃虚郁热证最为多见，健脾和胃、清解郁热为治疗大法，金教授临床常用的黄连、蒲公英、连翘、黄芩、白花蛇舌草、半枝莲、蜀羊泉等清热解毒药，具有一定的抗幽门螺旋杆菌及抗癌作用，对慢性萎缩性胃炎伴肠上皮化生、增生有良好效果。

三、血管神经性头痛

朱某，女，40 岁，职员。

初诊：2009 年 9 月 17 日。患者头胀痛反复发作十余年，每年发作两三次，每次疼痛数日至一两个月。神经科诊为血管神经性头痛，曾住院治疗，先后服用多种中西药物，效果欠佳。近 10 日又感头部胀痛，痛点固定，局限于一侧，下午为甚，反复发作，饮食尚可，二便调，苔薄微黄，脉细弦。四诊合参，本病病机：风阳上亢，瘀血阻滞，窍络失和，治拟活血平肝，通络止痛，予活血定痛汤加减。方药：

泽兰 10g　川芎 10g　炮山甲 10g　当归 10g　菊花 10g　白芷 12g　天麻 12g　蔓荆子 12g　白蒺藜 15g　细辛 3g　防风 15g　黄芩 12g　蜈蚣 3 条　甘草 5g

两剂药后，患者头痛逐渐缓解，两周后，症状基本消失，即以告愈。1 年后头痛又发,再以原方服用,症状很快消失,观察多年未发。

按:现代医学认为血管神经性头痛乃血管舒缩障碍,血流改变。运用活血定痛汤加减治疗,取得较好疗效。本方中的泽兰、炮山甲、川芎、当归活血化瘀,通络止痛;“高巅之上,微风可到”,故用防风、白芷、蔓荆子祛风止痛,天麻、山栀、菊花、白蒺藜平肝息风,除烦定痛。本方对窍络失和的血管神经性头痛及顽固性的偏头痛,常有良好的治疗效果。临床加减:肝阳上亢选加钩藤、山栀、石决明;头痛甚选加玄胡、蜈蚣、防风;受寒头痛选加细辛、藁本、川草乌等。

四、菌痢后腹痛腹泻

倪某,女,38岁,商业职工。

初诊:1997年11月6日。10年前患菌痢,经治痢疾已愈,多次大便培养阴性,但腹痛腹泻时作。刻诊:小腹时痛,痛则欲泻,泻后痛减,大便每日3~4次,夹黏液泡沫,恶心纳少,肢软乏力,舌苔微黄而腻,舌淡红有紫气,脉细弦。检查:钡餐X线透视:下段小肠及下段结肠功能亢进,结肠多段痉挛征象。病机:证属湿热稽留,肝脾失调,正虚邪实,寒热错杂,治以健脾调肝,和中清化。方药:

炒白术10g　白芍30g　地锦草30g　炮姜8g　黄连6g　陈皮10g　玄胡10g　广木香10g　芡实30g　炒苡仁20g　滑石(包煎)12g　甘草5g

服药1剂,腹痛腹泻缓解,原方出入巩固,观察1年,未再发作。

按:本病的主要病机为肝脾不调,寒热虚实错杂。《内经》曰:“木位之主,其泻以酸”,“肝欲散,急食辛以散之,以辛补之,以酸泻之”,“肝苦急,急食甘以缓之”,“脾欲缓,急食甘以缓之,用苦泻之,甘补之”。治疗采用辛散、酸柔,甘缓、苦泻合法。本方以白术、芡实、炮姜健脾温中为君;白芍、陈皮柔肝缓急,行气止痛为臣,地锦草、黄连清化湿热为佐;甘草调和诸药为使。肝脾同治、寒温并用、标本兼顾,方药与病证相合,故能在临床上取得较满意的疗效。

五、慢性乙型病毒性肝炎

慢性乙型病毒性肝炎AST长期异常案。

高某,女,47岁,干部,住无锡市崇安区。

初诊:2011年7月13日。病史:慢性乙肝病史六年,服用抗病毒药及保肝中西药物,HBV-DNA已转阴一年多,肝功能ALT大致正常,AST长期在100U/L左右不降。刻诊:略有乏力,口干,余无明显不适,苔薄微黄,舌偏红,脉细弦。检查:2011年7月9日,ALT 46U/L,AST 98U/L,A/G = 1.4,γ-GT 52U/L。病机:湿热疫毒留恋,日久肝脾受损,治以调养肝脾,解毒降酶。方药:

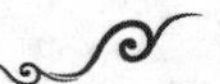

女贞子15g 枸杞12g 麦冬15g 白术10g 连翘15g 炒柴胡8g 黄芩15g 陈皮10g 垂盆草30g 平地木20g 叶下珠30g 甘草6g

上方加减治疗1个月，患者症状好转，8月16日复查肝功：ALT 36U/L，AST 42U/L，前方出入半年，AST一直在40U/L以下。

按：目前保肝药物大多对ALT较有效，因此肝功能效果判断一般仅以ALT为准。临床常遇到ALT大致正常，而AST明显升高者，用调养肝脾的经验方养肝降酶汤加减，方中女贞子、枸杞、麦冬、白术润养肝脾，连翘、垂盆草清热降酶，柴胡、黄芩、平地木、叶下珠清热解毒，全方正邪兼顾，对AST升高有较好效果。

六、肝硬化门脉高压

年某，男，23岁，安徽人。

初诊：2008年1月7日。病史：肝硬化（先天性，原因不明）失代偿期，因食管静脉曲张吐血，于2007年12月10日住鼓楼医院，2007年12月26日出院。时有腹泻，每日3~4次。苔腻，舌淡黯紫，脉细涩。辨证：正气久虚，肝胃失和。治法：健脾疏肝，理气和胃，养血消癥。处方：

炒党参10g 白术10g 陈皮10g 法夏10g 白蔻（后下）4g 苏梗10g 炒当归10g 丹参10g 煅瓦楞子20g 煅乌贼骨12g 枳壳10g 丹皮10g 路路通10g 炙鸡金12g 甘草6g

并嘱患者进软食，勿劳累。

复诊：2008年8月28日，加减服药半年余，症状明显好转，胃脘有时胀闷，不痛，少量泛酸，乏力，有时腹泻，每日3~4次。4月17日于鼓楼医院复查胃镜示：浅表性胃炎；复查血常规正常；肝功：TB 29.57μmol/L，DB 9.6μmol/l，ALT 42U/L，γ-GT 120U/L。患者食管静脉曲张消失，守原法继进巩固之药，胆系酶稍高并出现腹泻，予护肝利胆止泻加减。处方：

苍白术各10g 厚朴10g 陈皮10g 炒柴胡6g 黄芩15g 法夏10g 煅乌贼骨15g 茵陈20g 炒山栀10g 金钱草30g 郁金12g 芡实30g 车前子（包煎）30g 甘草5g

调治3个月后，胃脘胀痛好转，仅偶尔隐隐胀痛，少量泛酸、乏力已有改善，腹泻已止，大便每日1~2次，时干时稀，寐欠佳。11月19日再次于鼓楼医院复查胃镜示：浅表性胃炎。查肝功：TB 34μmol/L，DB 10.18μmol/L，γ-GT 79U/L。继进调肝健脾和胃方药，调理至今，未见病情发展。

按：肝硬化门脉高压患者虽有瘀血表现，切不可过用活血化癥药物，否则癥积不消，反致出血。金实教授主张健脾扶正以治本；疏肝和胃，清解热毒以治标；养血化癥，缓缓图之以消癥。不可操之过急，不可过用克伐，方法宜缓，药物宜平，方能收功。临床我们用此方治疗各种原因引起的肝硬化门脉高压患者，均获得很好效果。

七、肝脓肿湿热瘀结

沈某，女，84岁，退休人员，南京市玄武区。

2012年9月25日门诊初诊。主诉：右胁不适一个多月。病史：患者于2012年8月17日因高烧住本市某三甲医院，确诊为："肝脓肿、糖尿病"。住院14天，高烧已退，肝脓肿未消。2012年9月12日查血常规：WBC 9.2×10^9/L，中性粒细胞80.7%；ESR 31mm/h；肝功能：ALT 52U/L，AST 42U/L，γ-GT75U/L；2012年8月31日B超示：肝左外叶不规则低密度影，大小约6.7cm×6.8cm×4.4cm，密度不匀。刻诊：右胁隐痛，胃脘不适，口中异味，纳可，二便尚调，苔少舌红小裂纹脉细弦滑。患者年老体弱，且对西药效果不满意，遂停用西药来中医院求治，辨证属肝经湿热，瘀结成痈。拟疏肝凉血，清热消痈法治之。处方：

丹皮10g　炒山栀10g　炒柴胡6g　全当归10g　生地20g　白花蛇舌草20g　鱼腥草30g　黄芩20g　连翘20g　银花15g　白芷12g　赤芍10g　陈皮10g　郁金12g　甘草5g

2012年10月23日二诊：上方剂服用28剂后，右胁不适好转，已无不适症状，苔脉如前。9月25日方去白花蛇舌草，加桑皮12g，天花粉12g。

2012年12月4日三诊：2012年11月30日，于某医院复查B超、血常规检查渐趋正常。ESR 14mm/h，CRP 1.24mg/L；肝功能：AST 23U/L，ALT 32U/L，γ-GT 64U/L；血常规：WBC 5.03×10^9/L、中性粒细胞65.3%。前后服用中药56剂，肝脓肿消失，目前无明显不适症状，苔薄微黄舌红脉细。

2013年1月29日复查患者肝脓肿消失，复诊改用调理善后，拟健脾和胃，清热解毒。处方：

太子参10g　白术10g　麦冬12g　苏梗10g　炒柴胡6g　银花15g　黄芩15g　蒲公英20g　连翘15g　郁金10g　陈皮10g　瓜蒌仁10g　生甘草5g

按：肝脓肿属于中医学"肝痈"范畴，多因肝郁气滞，积湿生热，瘀结成痈。患者年届耄耋，气血推动无力，又有消渴之症缠绕，湿热蕴蒸，两者相兼，湿热痰瘀阻滞，故右胁隐隐作痛不适。肝气犯胃，湿热蕴于中焦，故口中异味重，胃脘不舒。

在治疗上，金实教授取丹栀逍遥散合仙方活命饮，以黄芩、山栀、银花、连翘、鱼腥草、白花蛇舌草清热解毒；当归、赤芍、丹皮、郁金等活血消痈；柴胡、陈皮疏肝理气，引药至病所；甘草调和诸药，后又以桑皮、天花粉化痰溃坚，诸药合用，湿热渐清，瘀毒消退，肝痈得以痊愈。

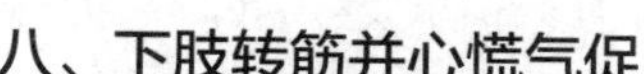

八、下肢转筋并心慌气促

张某，女，58 岁，住南京市鼓楼区。

初诊：2012 年 12 月 17 日。患者近三四年来双下肢肌肉抽动痉挛疼痛反复发作，曾在江苏省中医院住院治疗，诊断为“骨质疏松”等症。近两个月患者大腿肌肉抽搐痉挛，连及小腿，疼痛难以忍受，伴有心慌、气促、呼吸困难等，需用烫水浸泡十余分钟逐渐缓解。右髋关节痛，不能侧卧，夜难入睡，转筋未作时，亦伴有下肢乏力，偶有胃痛，泛酸，纳可，大便每日 3～4 次，不成形，苔薄腻微黄，舌黯红有紫气，脉细弦。辨证：风寒外侵，精血不足，筋脉失和。治法：柔肝缓急，祛风散寒。处方：以芍药甘草汤和薏苡仁汤加减。

炒当归 10g　白芍 40g　炒苡仁 30g　木瓜 20g　炒白术 10g　玄胡 12g　芡实 30g　防风 15g　白芷 12g　威灵仙 20g　徐长卿 30g　砂仁 5g　甘草 10g　煅乌贼骨 15g

2013 年 1 月 7 日二诊：药后至今大腿抽痛未作，心慌呼吸困难未再发生，侧卧时右髋关节疼痛已改善，但夜寐欠佳，每日饮水 3～4 次，口干，泛酸，大便每日 3～4 次，苔脉如前。处方：原方加黄连 6g，川牛膝 10g。

上方经治月余，患者下肢抽痛未作，胃亦不痛，不泛酸，大便每日 2～3 次，质软，苔薄微黄，脉细弦。诸症基本已除，继服前方巩固，患者至今尚好。

按：肢体肌肉抽动痉挛疼痛，中医病名称为“瘛疭”，属于“筋证”范畴，发生于小腿部的抽搐痉挛疼痛，亦称“转筋”。《诸病源候论》曰：“转筋者，由荣卫气虚，风冷气搏于筋故也。”故本病可由外感、内伤两大类病因引发，或因风寒湿邪凝滞，筋脉不和；或由肝肾亏虚，精血不足，筋脉失于濡养所致。

从本案患者痉挛疼痛得烫水浸泡十余分钟方缓，平素便稀，一日多次等情况来看，患者体内阴寒较重，筋脉凝滞；《素问·阴阳应象大论》云：“年过四十，阴气自半。”患者年已 58 岁，老年女性，有下肢乏力，口干、舌黯红等症，是为素体肝肾精血不足，筋脉失养，治疗主用芍药甘草汤，大剂量运用白芍、麻黄、当归、甘草使酸收甘缓，柔肝缓急止痛。配合使用“转筋”之要药木瓜来舒筋活络，防风、白术、白芷、威灵仙、薏苡仁、芡实等祛风散寒除湿。患者右髋关节疼痛，以玄胡、徐长卿加强止痛；胃脘隐痛、泛酸，考虑肝胃不和，用砂仁、陈皮、制香附等理气和胃；煅乌贼骨既能抑酸护卫，又富含钙质，能减少肌肉的痉挛；当归与芍药配伍同用，能养血和营，使血液能通达四末，有当归四逆散之意，亦是“治风先治血，血行风自灭”之意。治疗至今，患者下肢肌肉抽动痉挛疼痛未再发生。

九、舌尖麻木疼痛

王某，女，35 岁，职员，南京市人。

2013年3月11日百草堂南京中医药大学门诊部初诊。主诉:舌尖麻木疼痛半年。病史:患者舌尖麻木疼痛半年余,舌头时有火辣感,伴随口唇干、咽干涩不适,鼻、口腔、肛门亦有火辣感,小便灼热,略有干咳,纳可,大便偏干,日行一次,苔薄微黄,舌黯红有小红点,脉细弦。证属心经热盛,内热阴伤。拟治以清心泻火,佐以滋阴通淋,方用黄连导赤散合玉女煎加减。处方:

生地30g　黄连6g　淡竹叶10g　天麦冬各20g　山萸肉10g　丹皮10g　川牛膝10g　生石膏20g　石斛20g　车前草30g　知母10g　生甘草6g

2013年4月1日二诊:舌尖麻辣疼痛及口、鼻、肛门等火辣感均有减轻,舌黯略有改善。诉月经来潮前头痛不舒,苔薄微黄,舌淡黯红有小红点,脉细弦,原方加减续治。实验室检查:血常规(-),肝肾功能(-),CRP(-),ESR(-),ANA及ENA抗体全套均(-)。

3月11日方去知母,生石膏改30g,加人中白12g。

2013年5月27日三诊:舌尖麻木疼痛半年余,经治疗症状已缓解,遂自行停药1个月。目前时有舌尖麻辣感,口、鼻、肛门亦有火辣感,口苦,纳可,大便偏干,苔薄微黄舌尖红小裂纹脉细。再予玉女煎和黄连导赤散加减治之。

生地30g　麦冬30g　人中白12g　黄芩15g　黄连9g　川牛膝10g　制军6g　生石膏(先煎)30g　石斛20g　玄参15g　淡竹叶10g　莲子心6g　生甘草6g

2013年7月1日四诊:舌尖麻木疼痛半年余,经治口、舌、鼻、肛门火辣感均已消失,仅舌尖麻木不适感,虽已减轻,但仍略有不适。说话多时口黏口干,前方出入调理。

按:舌尖火辣疼痛,是谓“舌痛”;舌体麻木,称为麻舌,又名“舌痹”。舌痹病名出自《赤水玄珠·舌门》。《景岳全书》卷二十八:“舌为心之苗,心病则舌不能转。”该患者舌尖疼痛半年余,实验室检查无异常,依中医学辨证为心经火热,上发于舌,灼伤津液,气血滞阻,故舌头麻木不仁;口、鼻热盛明显,故有灼热痛感。心与小肠表里,心火移热小肠,热由二阴之窍出,故有肛门火辣感,小便灼热。患者诉说“只要出气出水的地方都感到火辣疼痛”,金实教授以黄连导赤散合玉女煎加减,以清心泻火,滋阴生津,诸症得以缓解。

(韩善夯　董丹丹　时　洁)

第四章　验方荟萃

第一节　风湿性疾病临床经验方荟萃

一、痹痛方

适应病证：各种以关节疼痛、屈伸不利为主症的风湿痹病，如类风湿关节炎、骨关节炎、痛风性关节炎等。

功效：祛风通络止痛。

组成：威灵仙 20g，防风 15g，白芷 12g，蜈蚣 3 条，白芍 20g，甘草 6g。

方义分析：威灵仙味辛、咸，性温，祛风除湿，通络止痛为君药。《本草经疏》云："威灵仙，主诸风，而为风药之宣导善走者也。"又如《药品化义》谓其："性猛急，盖走而不守，宣通十二经络"。白芷味辛、气芳香、微苦，性温。防风味辛、甘，性微温，可祛风散寒，除湿止痛。蜈蚣味辛、性温，搜剔经络中风湿痰瘀之邪，能祛瘀通络止痛，三者共为臣药，增强威灵仙祛风除湿止痛之功效。白芍味苦酸、性微寒，与炙甘草配伍，益阴制燥，缓急止痛，为佐药。炙甘草调和诸药，为使药。全方辛、甘、苦、温并用，诸药共奏温经散寒、祛风除湿、通络止痛之功效。

配伍特点：

（1）**燥润并举，刚柔相济：**宋·严用和《济生方》中说："用一刚剂，专而易效，须当用一柔剂，以制其刚，庶几刚柔相济，不特取效之速，亦可使之无后患……用药在乎稳重故也。"可见刚柔相济，燥润并举，不仅可效用互补，更能扬长避短，正所谓相反相成。本方运用辛香温燥的刚燥药，如威灵仙、蜈蚣等时，配伍了适当的阴柔药，因非大辛温热之药莫能温阳散寒，非辛香温燥不能流通气血，但也易耗伤阴液，故配伍白芍等一则养阴制燥，一则与炙甘草配合缓解止痛。

（2）**疏通经络，通行气血：**风湿痹病乃风寒湿之邪交织为患，痹阻经络，导致气血运行不畅，蓄为痰浊瘀血，留于关节，气滞不通，不通则痛。正如张景岳所云："盖痹者，闭也，以血气为邪所闭，不得通行而病也。"因此，治疗上得注重疏通经络，通行气血，祛痰行瘀，以达到"通则不痛"的目的。方中威灵仙"宣通十二经络"；蜈蚣祛瘀通络止痛，如张锡纯《医学衷中参西录》曰："蜈蚣最善搜风，贯穿经络脏腑，无所不至，凡气血凝聚之处皆能开之”。与防风、白芷等合用起祛风除湿通络止痛的功效。诸药合用，使病邪除，经络通，气血畅，疼痛自止。

加减：寒热错杂者配合桂枝芍药知母汤同用；内外皆寒合麻黄附子细辛汤；沉寒痼冷合大乌头煎；热象重者配合白虎加桂枝汤，选加黄柏、黄芩、水牛角、丹皮、赤芍、山栀等；正虚邪留，痹痛以下肢为主者配合独活寄生汤；湿邪甚者选加羌活、独活、苍术、苡仁、晚蚕砂、防己、木瓜等；血虚者选加当归、地黄、阿胶、鸡血藤等；气血两虚者配合黄芪桂枝五物汤加减；肢体肿胀局限，麻木重着，皮下结节者选加天南星、白芥子、半夏、僵蚕；痛甚者选加制川乌、制草乌、徐长卿、全蝎、蜂房、玄胡、马钱子。筋脉不利，有牵拉感者选加伸筋草、木瓜、苡仁等，关节变形者选加油松节、天南星、桃仁、白芥子等。瘀象明显者选加地鳖虫、水蛭、莪术、三棱、虎杖、当归、鬼箭羽等。游走性或全身性关节疼痛者选加寻骨风、乌梢蛇、海风藤等。颈痛及颈肩臂不适疼痛者配合葛根四物汤。上肢疼痛不利者选加姜黄、桂枝、羌活等。下肢疼痛不利者选加川牛膝、独活、木瓜等。腰部疼痛者选加桑寄生、续断、杜仲等。小关节疼痛者选加土贝母、猫眼草等。足跟痛者选加怀牛膝、骨碎补等。类风湿关节炎病情活动甚，肝功能尚正常者加雷公藤、鸡血藤、青风藤。血沉高者选加生石膏、黄柏、知母、连翘等。

实验与临床研究结果：痹痛方对小鼠Ⅱ型胶原关节炎的影响及机理的研究显示：本方能抑制 CIA 小鼠足爪肿胀，减少关节炎的发生率；抑制 CIA 小鼠 T 淋巴细胞增殖、脾细胞黏附Ⅱ型胶原、致敏脾 T 细胞黏附能力、滑膜细胞培养液中 IL-1β、TNF-α 的水平；其镇痛实验结果显示：可提高小鼠对热刺激的痛阈，减少由于醋酸刺激所致疼痛的扭体反应。痹痛方临床研究显示：能显著改善类风湿关节炎活动期患者关节疼痛、关节肿胀、晨僵等症状、体征及中医证候指标；能明显降低类风湿因子滴度、血沉、C 反应蛋白、免疫球蛋白等实验室指标。可能与痹痛方抗炎镇痛、抑制滑膜增生、抑制炎性细胞因子的过度产生、调节免疫紊乱等作用有关。

案例：庄某，女，45 岁。2003 年 6 月 10 日初诊。主诉：四肢关节肿痛 7 年余。病史：5 年前在南京市鼓楼医院确诊为 RA。曾用扶他林、泼尼松、MTX 等治疗，病情仍反复发作，今来江苏省中医院求治。刻诊：左手食指、无名指、右手中指指间关节肿胀、疼痛，双膝关节肿痛，胃寒怕冷，阴雨天与气温突然降低时加重，晨僵约 8 小时，左手无名指、右手小指呈天鹅颈样畸形，X 线示多处关节骨质破坏，舌淡，边有齿印，苔白稍黄，脉弦细。检查：RF 208U/ml，CRP 18.13，ESR 93mm/h，IgG 20.44g/L，IgM 2.59g/L，IgA 3.37g/L。

辨证：风寒湿邪痹阻关节，痰浊瘀血阻闭脉络，气血亏虚。证属本虚标实，

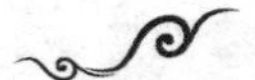

目前以标实为主。

治法:祛邪为主,佐以扶正。以温经散寒,化痰逐瘀为主,佐以益气养血为治法治疗。

方药:痹痛方加味。防风15g,白芷15g,威灵仙20g,蜈蚣3g,甘草5g,制川草乌各6g,桂枝10g,黄芪12g,全当归10g,胆南星10g,白芍30g,雷公藤15g,7剂。

二诊,感觉关节肿痛较前减轻,晨僵约3小时,舌淡有齿印,苔白稍黄,脉弦细,一诊方加生薏苡仁30g、川草乌各加至8g,7剂。

三诊,近日天气变化,感关节疼痛加重,晨僵约3小时,舌脉同前,二诊方加麻黄10g,7剂。后以上方加减治疗两个月余,关节疼痛、肿胀基本消失,RF 20U/ml,CRP 10.13mg/L,ESR 21mm/h,IgG 16.07g/L,IgM 2.43g/L,IgA 3.41g/L。后予益气养血,健脾补肾之品善后治疗。

按:本案属寒湿痹阻筋脉关节,方用金实教授经验方痹痛方加味,方中川草乌味辛性热,有舒经通阳、散寒祛湿止痛之功,其温通之力强,为君药。威灵仙辛散温通,祛风除湿止痛;桂枝辛甘温煦能达四肢,温通经络,又能入营血,通血脉;防风、白芷祛风散寒除湿,通经止痛;蜈蚣搜剔经络中风湿痰瘀之邪;以上诸药有散邪通络之功,为臣药。白术、薏苡仁益气健脾,祛湿舒筋,且助运中焦以断水湿之源;白芍养血舒筋,缓急止痛,共为佐药。甘草调和诸药,为使药。全方合用共奏温经散寒、祛风除湿、舒筋活络的作用。

二、痛风方

适应病证:痛风发作期。

功效:清热凉血,利湿泄浊,蠲痹和络。

组成:生地30g,丹皮10g,黄柏10g,生石膏30g,泽泻30g,车前草30g,防风15g,防己12g,白芷12g,威灵仙20g,蜈蚣3条,甘草5g等。

方义分析:痛风是由于肝、脾、肾功能失调致浊毒滞留血中不得泄利,初始未甚可不发痛,积渐日久,瘀滞愈甚,或逢外邪,饮食不调,终使湿毒蕴热、风湿热毒瘀结而发。本方是由清热利湿药合金实教授经验方痹痛方组合而成,其中生地黄、丹皮、黄柏三者清热利湿,生地味甘、苦,性寒,清热凉血滋阴,如《本草新编》云:"生地,凉头面之火,清肺肝之热,热血妄行,或吐血,或衄血,或下血,宜用之为主"。牡丹皮味苦、辛,性微寒,清热凉血,李杲谓之:"心虚肠胃积热,心火炽甚,心气不足者,以牡丹皮为君",又如《本草纲目》云:"和血,生血,凉血,治血中伏火,除烦热"。黄柏味苦,性寒,可清热燥湿,《别录》云:"疗惊气在皮间,肌肤热赤起,目热赤痛,口疮"。泽泻、车前草、防己,三者配伍,具有利湿泄浊之功,泽泻味甘、淡,性寒;车前草味甘,性寒,均可利湿泄浊,且车前草还能清热；防己味苦、辛，性寒，可利湿止痛，使湿热之毒从小便解。生石膏，其性大寒，味辛、甘，功专清热泻火排毒。威灵仙、白芷、防风三者共奏温经散寒、祛风除湿、通络止痛之效，威灵仙味辛、咸，性温，祛风除湿，通络止痛；白芷味辛、气芳香、微苦，性温；防风味辛、甘，性微温，可祛风散寒，除湿止痛；蜈蚣味辛、性温，搜剔经络中风湿痰瘀之邪，能祛瘀通络止痛，以上均为佐药。炙甘草调和诸药，为使药。全方诸药共奏清热凉血、利湿泄浊、蠲痹和络之功效。

配伍特点：

（1）祛湿护阴：祛湿药易耗伤阴液，黄柏清热的同时可燥湿，但黄柏清热燥湿而不伤阴，朱震亨谓之："黄柏，走至阴，有泻火补阴之功，非阴中之火，不可用也。"方中生地黄清热凉血，并可滋阴；使用甘淡之泽泻，利湿的同时，又顾护了机体的阴液。

（2）釜底抽薪：本方运用泽泻、防己、车前草利湿泄浊，将体内的湿热之毒均通过小便而解，有釜底抽薪之意。

加减：疼痛剧烈，发作频繁可增虫类药以搜风剔络如全蝎、僵蚕等；若痛甚难忍者，可在使用足量清热凉血药基础上添加制川草乌、桂枝、细辛、玄胡等温经散寒止痛；血尿酸增高，选加萆薢 20g、土茯苓 20g、山慈菇 10g 以加强利湿泄浊，降低尿酸作用。缓解期，可减少清热凉血药、祛风止痛药的数量，酌加养血和络之品，如去石膏、防风、防己、蜈蚣，选加郁金、泽兰、白芍、当归等；关节肿大、畸形、僵硬、活动受限，关节周围及外耳轮等处出现黄白色结节，舌黯红，苔薄白，脉沉细，可加用桂枝、秦艽、白附子、胆南星、僵蚕、蜣螂虫、蜂房等化痰活血，软坚散结；后期由于尿酸盐沉积对肾脏的损害，出现尿酸增高、腰痛、轻度蛋白尿等症状，可加用丹参、菟丝子、枸杞子、巴戟天、桑寄生、续断、六月雪、石韦等补肾活血泄浊。此外，清热凉血、利湿泄浊药物宜轮换使用，以免产生耐药性，如选择换用黄芩、连翘、山栀、赤芍、水牛角片及通草、滑石、石韦等药。

实验与临床研究结果：实验研究表明，生地黄能扩张血管，减低毛细血管的通透性，抑制血管内皮炎症，抑制大鼠实验性关节滑膜肿胀炎症[1]；生石膏[2]具有抗炎、解热作用，其机制可能与降低下丘脑 PGE2 含量有关；丹皮中的丹皮酚使小鼠脾脏指数和胸腺指数明显提高，增强淋巴细胞的转化率，对特异性细胞免疫功能有明显的作用[3]；车前子水提醇沉液给小鼠灌胃，对二甲苯致耳壳肿胀、蛋白清致足跖肿胀有明显的抑制作用，能降低皮肤及腹腔毛细血管的通透性及红细胞膜的通透性[4]。据此，痛风方可能是通过抑制滑膜炎症、解热、调节免疫作用来缓解疼痛，控制病情。

案例：李某，男，31 岁。初诊：2006 年 8 月 31 日。主诉：右足内外踝红肿热痛反复发作 5 年，再发 4 天。病史：痛风病史 5 年余，发作日益频繁，每月发作 1～2 次，每次 10 天以上。本次无明显诱因，发作 4 天，未见好转，活动困难。

刻诊：患者右足内外踝红肿热痛，局部肿胀甚，疼痛夜间尤甚，不能行走，食欲差，尿黄，口干，乏力，舌红，苔薄白腻，脉弦细数。检查：血尿酸455μmol/L，血沉5mm/h，CRP 54.80mg/L，血白细胞11.58×10^9/L。

病机：血热痹络，湿浊内蕴。

治法：清热凉血，利湿通络。

方药：痛风方加减。生地30g，丹皮10g，生石膏30g，黄柏10g，防风15g，白芷15g，灵仙20g，蜈蚣3条，生甘草3g，通草6g，赤芍10g，萆薢20g，玄胡12g。

患者服药7剂后疼痛消失，红肿已去大半，能行走活动，复诊再予次方加减服7剂后，症状消失，活动自如，纳可，二便调，苔脉如常，实验室检查复常，继以原方加减巩固疗效。嘱其禁酒，低嘌呤饮食，多饮水。跟踪观察2年，未复发。

按：该患者右足内外踝红肿热痛，发作频繁，考虑为痛风急性发作期，病性当属标实，病机特点为肝、脾、肾功能失调，血热痹络，湿浊内蕴。急则治其标，故治疗上予清热凉血，利湿通络之法，选用生地、生石膏、黄柏清热利湿；丹皮、赤芍凉血；防风、白芷、威灵仙、蜈蚣祛风湿通络止痛；玄胡行气活血止痛；生甘草调和诸药，兼有清热作用。因患者口干、舌红，考虑到利湿药会耗伤阴液，进一步加重口干症状，选用黄柏、生地清热而滋阴，通草甘淡利湿，清热利湿的同时而固护阴液；患者血尿酸高，金实教授加以萆薢、通草利湿泄浊，降低尿酸。经过上述治疗，患者右足内踝红肿热痛症状已消失。后随访2年，患者病情未复发。可见，痛风急性发作期，应以祛邪为主，邪去则安。

三、强脊方

适应病证：强直性脊柱炎。

功效：益肾养血，蠲痹通络。

组成：独活12g，桑寄生15g，川牛膝10g，当归10g，白芍30g，橘核10g，玄胡12g，防风15g，防己12g，白芷12g，威灵仙20g，蜈蚣3条，甘草6g等。

方义分析：本方是由独活寄生汤加减联合金实教授经验方痹痛方而成。其中当归味甘、辛，性温，归肝、心、脾经，功能养血活血止痛，《本草正》云："当归，其味甘而重，故专能补血，其气轻而辛，故又能行血，补中有动，行中有补，诚血中之气药，亦血中之圣药也"；白芍味苦、酸，性微寒，归肝、脾经，功能养血舒筋，缓急止痛，《滇南本草》云："泻脾热，止腹疼，止水泻，收肝气逆疼，调养心肝脾经血，舒经降气，止肝气疼痛"；白芍当重用，配合当归，共为君药。独活味辛、苦，性温，防己味苦、辛，性寒，威灵仙辛散温通，祛风除湿通络止痛；白芷味辛、气芳香、微苦，性温，祛风散寒，除湿止痛；橘核味苦，性平，玄胡味辛、苦，性温，行气散结止痛；蜈蚣搜风剔络、散结止痛，以上为臣药。防风，味辛、甘，性微温，祛一身之风而胜湿；牛膝补肝肾强筋骨，引血下行，共为佐药。甘草调和诸药,为使药。强直性脊柱炎多因先天肾虚督亏,脏腑失调,络虚邪乘,方中君药当归、白芍养血活血,通络止痛,重在养血;白芍、甘草相须为用,缓急止痛;威灵仙、独活、白芷祛风除湿、通络止痛;玄胡、橘核行气活血,加强通络止痛作用;牛膝补肾强筋骨。全方起到养血活血,祛风除湿,舒筋通络的作用。

配伍特点

(1) 益肾养血,补而不滞:本方用当归、白芍养血活血,桑寄生、牛膝补肝肾,且同时使用橘核、玄胡行气,牛膝引血下行,使得补而不滞,并将药物功效到达病所。

(2) 祛邪止痛,正邪兼顾:本证系风寒湿痹阻筋脉日久,引起肝肾不足,气血亏虚所致,益肾养血的同时,本方还使用了独活、白芷、威灵仙、防风等祛风除湿药将滞留体内的邪气祛除出去。

加减:寒痛选加麻黄、附子、细辛、桂枝、川草乌等。瘀象明显者选加自然铜、桃仁、三七、乳香、没药等。痛甚者酌加徐长卿、全蝎、蜂房、炮山甲、马钱子等。阳虚者选加附子、干姜、肉桂、鹿角霜等。阴虚者选加生地、山萸肉、天麦冬等。湿热者选加黄柏、知母、苍术、苡仁等。肾虚精亏者选加生熟地、山萸肉、枸杞、续断、千年健等。病情活动者选加雷公藤、青风藤、鸡血藤等。寒热错杂者配合桂芍知母汤加减。外感风寒湿诱发,证见恶寒肢冷、腰腿拘急、关节冷痛、肿胀疼痛甚,无汗、舌淡、苔白、脉弦紧,治拟外寒散之、祛风除湿,加麻黄、桂枝、防风、白芷、细辛。外感寒邪日久入里,或阳虚生内寒,寒邪凝滞,痹阻关节经络,遇寒痛增,得热痛减,畏寒,关节疼痛隐隐,舌淡苔白,脉弦滑,治拟内寒温之,加制川草乌、桂枝温阳通络。病久正虚,精神不振,面色不华,气短懒言,舌淡,苔薄少,脉沉,治拟正虚补之,加黄芪、白芍、阿胶、鹿角胶等以补益气血。若腰膝酸软,眩晕耳鸣,足跟痛,阳痿,遗精,舌红,苔少或有剥脱,脉沉细或细数,加菟丝子、桑寄生、骨碎补、生熟地等补益肝肾。痰瘀阻络,证见晨僵,疼痛夜甚,刺痛,肌肤干燥少泽,舌黯或有瘀斑,苔腻,脉沉细或涩,治拟蠲化痰瘀,基础方加白芥子、桃仁、三七、枳壳。临床需随证加减,行气止痛加橘核、乌药,活血止痛加三七、桃仁,剔络止痛加炮山甲、乌梢蛇、地鳖虫,疼痛剧烈者加玄胡、徐长卿、制马钱子、制川草乌,热重加赤芍、知母、生石膏等。

实验与临床研究结果:现代药理研究结果表明,当归、芍药均有显著的抗炎、镇痛和镇静作用;白芍有效成分白芍总苷可改善AA大鼠的病理状况,减轻足肿胀,恢复过低的细胞免疫功能,改善$CD4^+/CD8^+$ T细胞比例[5];通过观察蜈蚣[6]对小鼠二甲苯致炎的影响,发现蜈蚣能缓解肿胀鼠耳,减轻肉芽肿,具有明显的抗炎作用;独活寄生汤可明显抑制佐剂性关节炎大鼠原发性和继发性足跖肿胀,抑制毛细血管通透性增加,减轻小鼠耳廓肿胀度,减少小鼠扭体反应次数及福尔马林致痛试验的第二时相的疼痛强度[7];强脊方中组成药物多具有一定的抗炎镇痛作用、免疫调节作用、延缓与抑制骨化与纤维化的作用。临床观察结果表明：强脊方加减治疗前后，总体疼痛、晨僵时间、指地距、骨盆按压、病人总评、AI 指数、FI 指数、下腰痛程度、外周关节肿胀数、中医证候积分有显著差异，总有效率达 96.67%，证候疗效总有效率达 100%，治疗组疗效明显优于对照组（扶他林组），且治疗组副作用少。由此表明，强脊方可能具有显著的抗炎、镇痛，调节免疫的功能。

案例：陈某，男，26 岁。初诊：2010 年 11 月 25 日。主诉：腰骶部疼痛 4 年。病史：患者 2006 年因腰骶部疼痛就医，在当地医院查 X 片示骶髂关节炎，诊断为"强直性脊柱炎"。2009 年 11 月腰背、双髋关节疼痛，病情加重，诸药少效，反复迁延，是故前来寻求中医诊治。刻诊：双髋、腰骶、背项疼痛，活动困难，平卧不能翻身，深呼吸，胸部略有不适，难以站立，纳可，苔中心薄腻微黄，舌红边有齿印，脉细弦。2010 年 5 月 8 日检查：IgG 24.3g/L，IgA 4.57g/L，IgM 2.28g/L，ESR 80mm/h，CRP 38.7mg/L，HLA-B_{27}(+)，血常规正常，ANA 自身免疫抗体全套正常。

病机：肝肾亏虚、风寒湿三气杂至，郁而化热，痹阻经脉。

治法：益肾养血，蠲痹通络。

方药：强脊方加减。独活 12g，桑寄生 15g，川牛膝 10g，炒当归 10g，白芍 30g，橘核 10g，玄胡 12g，防风 15g，防已 12g，白芷 12g，蜈蚣 3 条，全蝎 6g，雷公藤 10g，鸡血藤 20g，黄柏 10g，生石膏（先煎）15g，砂仁（后下）4g，甘草 6g。

患者持续服药后，至 2011 年 3 月 10 日，经治疗症状有所改善，生活已经能自理，ESR，CRP 均已恢复正常值。髋关节疼痛已有缓解，纳可，苔薄腻微黄，脉细弦。

按：该患者病程较长，久病伤正，故病性当属本虚标实，虚实夹杂，病机特点为肝肾亏虚、风寒湿三气杂至，郁而化热，痹阻经脉。本方重用白芍以滋阴柔肝养血，以牛膝、桑寄生补养肝肾，当归、鸡血藤养血活血，以治本为主；同时选用独活、防风、白芷、黄柏、生石膏等祛邪止痛，标本兼顾。考虑到患者病情仍处于活动期，加雷公藤，鸡血藤抑制病情活动，用息风镇痉之蜈蚣、全蝎加强祛风镇痛作用；考虑患者血沉较高，且症情有化热趋势，故选用有降低血沉作用之黄柏、生石膏清热化湿以阻止病情发展。患者持续近四个月的中药治疗，基本上病情稳定，ESR、CRP 等恢复正常，能站立行走，生活自理。后随访 2 年，患者病情稳定。可见，对于强直性脊柱炎患者应重视标本兼顾，益肾养血、蠲痹通络共施，方可事半功倍。

四、狼疮方

适应病证：系统性红斑狼疮之肾虚瘀毒证。

功效：益肾养阴，清化瘀毒。

组成：生熟地黄各15g，山萸肉10g，菟丝子30g，丹皮10g，青蒿20g，白花蛇舌草20g，半枝莲15g等。

方义分析：生地黄味甘、苦，性寒，滋阴补血，凉血清热，《药类法象》云："凉血，补血，补肾水之真阴不足"；熟地黄味甘，微温，补血滋肾，益精填髓，《本草纲目》云："填骨髓，长肌肉，生精血。补五脏内伤不足，通血脉，利耳目，黑须发"，生地、熟地二者共用为君，滋肾壮水，且生地兼能凉血。山萸肉酸涩而温，温而不燥，补而不峻，张锡纯谓之曰："收涩之中兼具条畅之性"、"敛正气而不敛邪气"，乃肾虚邪伏者最对之佳品；菟丝子味甘，性温，既能补肾阳，也能补肾阴，《药性论》云："治男女虚冷，添精益髓，去腰疼膝冷，又主消渴热中"，二者共用为臣，助君药以增强益肾养阴之功，加强先天之本而令伏热瘀毒无地可发，则病势自缓，病体自复。佐以牡丹皮味苦、辛，性微寒，《本草求真》云："丹皮能泻阴中之火，使火退而阴生，所以入足少阴而佐滋补之用"；《本经疏证》云："牡丹皮气寒，故所通者血脉中热结"；青蒿味苦、辛，气味芳香，辛散苦泄，性寒清凉，善清虚热，且能凉血，青蒿、丹皮清热凉血，透解血分伏热瘀毒；白花蛇舌草味甘、苦，性寒，能凉血解毒。清热和络；半枝莲味辛、苦，性寒，清热解毒，又能活血、凉血而止血。全方诸药共奏益肾养阴，清化瘀毒之功。

配伍特点

(1) **补肾化毒，标本同治：**本方用生地黄、熟地黄、菟丝子、山萸肉补肾滋阴培本，同时运用丹皮、青蒿、白花蛇舌草、半枝莲清热化瘀解毒治标，标本同治，补虚泻实，既能培补先天之不足，又能清化内蕴之瘀热毒邪。

(2) **疏其血气，补而不滞：**本方中运用白花蛇舌草、丹皮、半枝莲，除清热凉血解毒外，尚有活血和络之功，使得全方补而不滞，正所谓："疏其血气，令其调达，以致和平"。

加减：皮肤瘙痒者选加乌梢蛇、薄荷、蝉蜕、荆芥、防风、白蒺藜等。血分热甚者选加水牛角、赤芍、玄参、栀子等。气分热重者选加石膏、知母、黄芩、黄柏。月经不调者选加益母草、泽兰。关节疼痛者选加防风、白芷、灵仙、蜈蚣、全蝎、秦艽等。脱发者选加制首乌、赤芍、鸡血藤、当归等。心慌不安者选加鹿衔草、太子参、麦冬、五味子、丹参、苦参等。伴高血压、肝阳上亢、头晕目胀者选加天麻、钩藤、珍珠母、决明子、夏枯草、菊花、桑叶等。蛋白尿、肾功能异常者选加石韦、六月雪、扁蓄、连翘、黄柏、黄芪、玉米须、莲须、金樱子等。浮肿甚者选加茯苓皮、桑皮、生姜皮、大腹皮、冬瓜皮、车前草。伴脑损害癫痫者选加丹参、石菖蒲、胆南星、天竺黄、天麻、磁石、代赭石、龙骨等。阴伤明显者选加南北沙参、天冬、麦冬、石斛等。气虚明显者选加黄芪、太子参、白术等。伴阳虚者酌加肉桂、附子等。病情活动者加雷公藤、鸡血藤、青风藤等。尿血者选加大小蓟、白茅根、茜草、侧柏叶、藕节炭、紫珠。尿路感染者选加黄柏、知母、连翘、车前草、萹蓄、瞿麦、蒲公英、紫花地丁等。湿浊甚，舌苔腻者选加藿香、佩兰、苍术、薏苡仁。湿热重者选加龙葵、蜀羊泉、土茯苓、凤尾草、墓头回。瘀热重者选加鬼箭羽、紫草、虎杖、赤芍。瘀水互结者选加泽兰、益母草、马鞭草。阴虚而水肿甚者选加路路通、楮实子、泽兰、黑豆衣。血虚者选加当归、丹参、鸡血藤、女贞子、旱莲草、首乌等。皮损甚者选加青蒿、蛇莓、银花、苦参、白鲜皮、凌霄花、蝉衣、薄荷。体虚反复感冒者加黄芪、白术、防风。

实验与临床研究结果：探讨狼疮方不同剂量对自发性狼疮小鼠部分免疫调节作用机制实验研究表明，本方有升高模型小鼠外周血 $CD4^+$、$CD8^+$ 细胞的倾向，且能降低血清 CD54 的含量，抑制血浆淋巴细胞表面及单核细胞表面 CD54 的高表达，其作用以中、高剂量明显，本方能改善和调节自发性狼疮小鼠细胞免疫功能，抑制过亢的免疫反应。本方对 BXSB 狼疮性小鼠脾脏 $CD4^+$ T、$CD19^+$ B 细胞凋亡的影响及作用机理实验研究表明，雄性 BXSB 小鼠脾脏 $CD4^+$ T、$CD19^+$ B 细胞凋亡加速，本方可明显抑制 BXSB 小鼠脾脏 $CD4^+$ T、$CD19^+$ B 细胞凋亡率，本方通过抑制 T、B 淋巴细胞过度凋亡，可能阻抑了过量核酸抗原释放，从而抑制了 B 细胞的异常增生活化，使自身抗体产生减少而达到治疗系统性红斑狼疮的目的。本方又能降低 BXSB 狼疮小鼠血清抗 -dsDNA 抗体滴度；对小鼠腹腔的 Ia 抗原表达有下调作用；并具有调节 T、B 淋巴细胞紊乱的作用；此外，在小鼠肾脏组织形态学及免疫组化改变方面发现，狼疮方能减少狼疮小鼠肾脏 IgG 荧光染色阳性肾小球数，显著降低荧光染色面积及荧光强度的等级评分。临床研究表明：本方能降低活动性 SLE 患者血清 sIL-2R 和 TNF-α 水平，具有免疫调节和抗炎作用；在改善口干、腰膝酸软、脱发等症状，减少尿蛋白、降低血沉，减少激素及免疫抑制剂用量、降低病情复发率等方面有明显优势。

案例：李某，女，32 岁，南京白下区。主诉：面部斑点红斑 3 个月。病史：2003 年 8 月 21 日初诊：今年五月手腕关节肿胀，踝关节疼痛，继则面部斑疹，发烧，口腔溃疡，尿常规：隐血（+++），蛋白（+++），左侧胸腔积液，WBC 3.5×10^9/L，Hb 87g/L，ANA（+），抗 SSA（+）。2003-8-19 查尿隐血（++），尿蛋白（-），ANA（-），ALT 47U/L，AST 38U/L，Ur 1.71mmol/L，Cr 589μmol/L。在某三甲医院西药治疗，激素用药量较大，撤减稍快即引起病情反复。刻诊：面部斑点，上肢红斑，面部浮肿，苔薄黄腻，舌红点，脉细小数，口服泼尼松每日 60mg。

病机：证属肾虚阴亏，瘀热毒蕴，湿热羁留，络损血溢。

治法：益肾养阴，化瘀解毒，清热利湿，凉血止血。

方药：狼疮方加减。生地黄 15g，熟地黄 15g，山萸肉 10g，菟丝子 30g，丹皮 10g，泽泻 25g，白花蛇舌草 30g，半枝莲 20g，石韦 30g，六月雪 20g，青蒿 15g，大枣5枚。

2003年8月28日复诊，症如上述，胃脘不适，泛吐清水，舌脉如前。处方：生地黄15g，熟地黄15g，山萸肉10g，菟丝子30g，丹皮10g，泽泻25g，白花蛇舌草30g，半枝莲20g，石韦30g，青蒿15g，姜半夏10g，陈皮10g，小蓟15g，大枣5枚。

续用中药调理，激素逐步撤减，至2004年3月1日复诊：IgG 12.7g/L，IgA 2.09g/L，IgM 1.09g/L，C3 0.7g/L，C4 0.14g/L，ESR 4mm/h，抗Sm（-），抗SSA（+），抗SSB（+），ANA（+），WBC 7.1×10^9/L，RBC 4.4×10^{12}/L，PLT 213×10^9/L，ALT 52.1U/L，AST 26U/L，γ-GT18.1U/L，TB 15.1μmol/L，DB 3.3μmol/L，A/G=2.1，TG 1.19mmol/L，Ur 3.24mmol/L，Cr 58.8μmol/L。刻下：胃脘症状消失，仅咽干，偶有咽喉疼痛，大便日行2~3次，检查化验明显改善，舌脉如前。处方：生地黄15g，熟地黄15g，山萸肉10g，菟丝子30g，丹皮10g，泽泻25g，白花蛇舌草30g，半枝莲20g，石韦30g，黄柏10g，青蒿15g，桔梗12g，银花20g，芡实30g，甘草4g。

2004年3月16日复诊：泼尼松已由最初每日60mg减至每日15mg。症状逐步改善，仅耳后小红斑，咽干不痛，大便日行2~3次，苔薄白，舌红，脉细弦。处方：2004年3月1日方去银花，芡实改40g，加蛇莓10g。

2004年8月23日复诊：泼尼松已减至每日10mg，ESR 5mm/h，肝肾功能正常，尿常规正常，WBC 76.1×10^9/L，RBC 4.6×10^{12}/L，PLT 151×10^9/L。刻下：胃脘略有隐痛，大便偏干，日行1~2次，手指略有晨僵，苔腻微黄，舌黯红，脉细。处方：生地黄15g，熟地黄15g，山萸肉10g，菟丝子30g，丹皮10g，泽泻25g，白花蛇舌草30g，半枝莲20g，石韦30g，枳实10g，白芍15g，六曲15g，白蔻（后下）4g，甘草4g。

2005年5月1日复诊：血、尿常规正常，肝肾功能正常，C3 0.9g/L，C4 0.2g/L，IgG 13.3g/L，IgA 1.94g/L，IgM 1.37g/L，ANA由（+）转（-），抗ds-DNA（-），RF（-），ASO（-），CH50 179u/L，尿隐血由（++）转（-），泼尼松每日60mg减至每日10mg。无明显不适，病情稳定，患者续服中药调理至2008年11月6日，症状病情皆稳定。

按：本例患者以SLE、肾损害、面目浮肿、尿隐血为主诉求诊，金实教授在运用补肾化毒大法之基础上，掺入清热利湿护肾之品如石韦、六月雪、连翘、黄柏等品，再辅以小蓟、仙鹤草等凉血止血，因患者久服药石，中气薄弱，胃脘症状反复发作，故灵活配以姜半夏、陈皮、白蔻、神曲、乌贼骨等理气和胃之品，以保障中焦纳化健旺，药食营养吸收正常，顾护脏腑气化作用之资粮，方可渐愈沉疴，缓消邪祟。本案用药方正平实，王道缓图，然却可稳定缓解病情于数月之中，安全撤减激素于一年之内，其中深意，尤堪后学者仔细体悟。

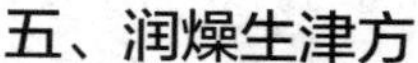

五、润燥生津方

适应病证：阴虚络滞型的干燥综合征。

功效：滋阴润燥，宣肺通络。

组成：紫菀 10g，南北沙参各 15g，天冬 15g，麦冬 15g，生地黄 20g，赤芍 10g，黄连 5g，甘草 5g。

方义分析：阴津不足为本，燥热、气滞、瘀血为标，阴虚络滞是干燥综合征的病机关键。紫菀味苦、甘，性微温，甘润苦降，微温而不燥，润肺下气，且能开宣肺气，《本草正义》谓："专能开泄肺郁，定咳降逆，宣通窒滞，兼疏肺家气血……总之，肺金窒塞，无论为寒为火，皆有非此不开之势"，为君药。南沙参味甘，性微寒，有养肺阴，清肺热，润肺燥；北沙参味甘、微苦，性微寒，养阴清肺，《本草从新》云"专补肺阴，清肺火"，《神农本草经》谓其"主血积惊气，除寒热，补中，益肺气"，《本经逢原》述"有南北二种，北者坚实性寒，南者体虚力微"；麦冬味甘、微苦，性微寒，能养阴润肺；天冬味甘、苦，性寒，养阴润燥，《本草汇言》谓其"天门冬，润燥滋阴，降火清肺之药也"，四药共为臣药，助紫菀养阴润肺。生地黄味甘、苦，性寒，清热滋阴，且能凉血；赤芍味苦，微寒，专入肝经，善走血分，既能清热凉血，又能祛瘀止痛；黄连味苦，性寒，可清热燥湿，如《本草正义》云"大苦大寒，苦燥湿，寒胜热，能泄降一切有余之湿火，而心、脾、肝、肾之热，胆、胃、大小肠之火，无不治之。上以清风火之目病，中以平肝胃之呕吐，下以通腹痛之滞下，皆燥湿清热之效也"，二药共为佐药，清热燥湿。甘草为使药，调和诸药。全方共奏滋阴润燥，宣肺通络。

配伍特点

（1）宣润并举，布散津液：肺的宣发肃降功能正常，津液才能正常输布于全身，发挥其濡润功能。若素体肺阴不足或燥邪内侵，损伤肺阴，使肺的宣发肃降功能失常，津液不能正常输布，全身各部分失其濡润，则会出现一系列干燥症状。治疗上兼顾两方面：一方面用养阴润肺之品以补肺本身之阴液，如天冬、麦冬、南北沙参；另一方面，用一些宣肺之品以恢复肺的布津功能，如紫菀。

（2）甘寒佐苦，润燥得宜：本方中南沙参、北沙参、天冬、麦冬均为甘润寒之品，《素问·至真要大论》云："燥者濡之"，少佐黄连、赤芍苦燥之品，主从有序，润燥得宜，滋而不腻，燥不伤津。

加减：眼干涩痛者可选加密蒙花、白蒺藜、谷精草、枸杞、菊花。阴亏甚者选加石斛、天花粉；无泛酸者可加乌梅。热象重者选加黄芩、生石膏、夏枯草。上腹胀痛者，选加苏梗、玄胡索、佛手、陈皮、砂仁、白豆蔻、半夏、厚朴等。大便秘结者，可加虎杖、枳壳。大便稀者，加芡实、薏苡仁；口腔溃疡者，可加人中白、川牛膝。关节疼痛者，可加威灵仙、白芍、白芷；痛甚者，可加乌梢蛇、青风藤、制川乌、制草乌等。皮肤红疹者，可选加生地、水牛角、赤芍、丹皮、荆芥、防风、蝉蜕、蛇莓、银花、连翘等。失眠者，加酸枣仁、知母等。

实验与临床研究结果：润燥生津方对干燥综合征模型鼠饮水量、血清TNF-α、Fas表达的影响实验研究表明本方有明显抑制淋巴细胞浸润、改善唾液腺分泌功能的作用，其治疗干燥综合征的作用机理可能与抑制免疫炎症，抑制血清TNF-α、Fas的表达有关。润燥生津方临床研究表明：在总疗效、症状体征分级积分、泪液及唾液分泌量、相关实验室指标方面明显优于对照组（$P<0.05$或$P<0.01$），且安全性较好，可以有效治疗干燥综合征阴虚络滞证；可改善原发性干燥综合征患者两目干涩、口燥咽干等症状，显著降低血清可溶性细胞间黏附分子（sICAM）-1、白细胞介素-2受体（sIL-2R）、血沉、免疫球蛋白等水平，且未发现明显不良反应，并在降低疾病活动性方面有一定作用。可能与润燥生津方具有抑制炎性细胞产生，调节免疫等作用有关。

案例：梁某，女，58岁，职员。初诊：2008-03-07。主诉：口干、目涩7月余。病史：外院诊断为“干燥综合征”。唇黏膜活检：Ⅱ级炎症改变。刻诊：口干，口腔溃疡反复发作，目涩、畏光，每天需点人工泪液四五次。苔薄腻，中心少，舌淡黯紫，脉弦滑。

病机：阴虚燥热，络脉滞涩。

治法：滋阴润燥，宣肺通络。

方药：润燥生津方加减。紫菀10g，南北沙参各20g，天麦冬各20g，天花粉30g，黄连6g，夏枯草12g，密蒙花10g，赤芍10g，路路通10g，枸杞子12g，谷精草15g，生甘草5g。

服上方10剂后口腔溃疡愈合，仍有口干，晨起较著，眼干涩，鼻灼热干燥，舌脉同前。在原方基础上去路路通、谷精草、夏枯草，加生石膏15g、芡实30g、石斛20g。服药后目涩、畏光略有好转，仍有口干苦，鼻干灼热，夜间饮水4~5次以上，舌周苔薄腻，中心苔少，舌淡黯紫，脉弦滑，大便每日4~5次。改方如下：紫菀10g，天麦冬各20g，天花粉30g，石斛20g，龙胆草6g，黄连6g，生石膏10g，芡实40g，枸杞子12g，桑白皮15g，生地黄20g，甘草5g。服用14剂后患者口干、鼻干、眼干均有好转，夜晚饮水减少，大便每日3次。后患者定期门诊复诊，口干、鼻干、目涩等症状明显好转，病情稳定。

按：该患者临床表现典型，口干、目涩、鼻灼热，夜间饮水量多，且时有口腔溃疡。故病机总结为阴虚燥热，络脉滞涩，治以滋阴润燥，宣肺通络，同时清泄燥热。初期治疗时选用紫菀、南北沙参、天冬、麦冬、天花粉宣润并举，布散津液，滋阴润燥，夏枯草、路路通、密蒙花、谷精草清泄肝热。服10剂后患者口腔溃疡愈合，仍有口干、眼干、鼻灼热干燥，去路路通、谷精草、夏枯草清泄之品，转而加以生石膏、芡实、石斛健脾益胃生津，滋阴清热之品。口干、眼干略有好转后，但患者仍鼻干灼热，肺开窍于鼻，考虑患者肺热较重，加桑白皮稍清泄肺热；患者大便次数多，加大芡实用量，健脾止泻。经上述治疗后，患者口干、眼干、目涩、鼻干灼热、大便次数等症状明显好转。随访3年，患者症情稳定，未复发。可见，阴虚燥热，络脉滞涩的病机贯穿干燥综合征发生发展之始末，治疗时遵循滋阴通络之法则方能获良效。

六、利胆和络方

适应病证：原发性胆汁性肝硬化之湿热瘀滞，胆络失和证。

功效：利胆和络，祛湿退黄。

组成：赤芍15g，姜黄10g，郁金10g，金钱草30g，黄芩15g，连翘15g，甘草5g。

方义分析：正气亏虚为根本，湿热瘀滞、胆络失和为基本病机。其中赤芍、姜黄、郁金为君药，具有活血利胆通络作用，其中赤芍苦寒，入肝经血分，其凉血散瘀止痛之功，可治疗肝郁胁痛，癥积瘕聚，如《本草求真》在鉴别赤白芍之不同时指出"……赤则止有散邪行血之意……赤则能于血中活滞。故凡腹痛坚积，血瘕疝痹，经闭目赤，因于积热而成者，用此则能凉血逐瘀"，《神农本草经》亦云："主邪气腹痛，除血痹，破坚积，寒热疝瘕，止痛，利小便"。郁金味辛、苦，性寒，辛能散能行，活血兼行气，疏通肝胆络脉，如《本草备要》指出："行气，解郁；泄血，破瘀。凉心热，散肝郁"；其苦寒降泄，行气力强，且可凉血；性寒，归肝胆经，可清利湿热，治疗湿热黄疸，如《景岳全书》云："味苦辛，气温。善下气，破恶血，去血积，止吐血衄血，血淋尿血，及失心癫狂蛊毒味苦"；姜黄味辛、苦，性温，功用为活血行气，通经止痛，取其辛散温通、苦泄之意，既可入气分，又能入血分，《本草备要》云："泻，破血行气"。金钱草、黄芩、连翘共为臣药，功效是清热化湿，利胆和络，其中金钱草味甘、咸，性微寒，能清肝胆之火、除下焦湿热，有利湿退黄之功效，可治疗湿热黄疸；黄芩味苦，性寒，可清热燥湿；连翘味苦，性微寒，具有清热解毒、消肿散结之效，善理肝气，既能疏肝气之郁，又能平肝气之盛。枳壳为佐药，以疏肝行气利胆和络。甘草为使药，调和诸药。

配伍特点

（1）**清疏化法兼用，祛邪利胆和络**：本方金钱草清热利湿，郁金行气疏肝解郁，赤芍散瘀止痛，清热利湿、疏肝化瘀以达流气和络之功，使肝胆络脉通畅，从而使邪有出路，终使疾病向愈，可谓"清、疏、化"共用。

（2）**顾护脾胃，慎用苦寒**：本病非毒邪致病，不需大剂苦寒败毒，且过用苦寒多伤脾败胃，而本病患者常因肝胃不和，而见胃脘不舒等症状，故遣方用药避用过于苦寒之品。

加减：疸色黯黑，加丹参30g、姜黄10g。畏寒舌淡再加白术、干姜、附子。湿重苔腻，选加苍术、砂仁、车前草。热毒伤肝，ALT过高，赤芍改10g，选加垂盆草、山栀、鸡骨草。肝脾不足，AST过高，选加女贞子、麦冬、枸杞、白术。胆酶γ-GT、ALP过高，选加橘络、枳壳、姜黄、蒲公英。胁肋胀痛，脘痞腹胀明显，加柴胡、香附。胁肋刺痛，痛有定处，面色晦黯，舌质紫黯，加丹参、三七粉。黄色鲜明，湿热之象明显，加茵陈、山栀、大黄。胁肋隐痛，腰膝酸软，加女贞子、枸杞子。黄色晦黯，头重身困，恶心呕吐，加苍术、白术。畏寒肢冷，腰膝少腹冷痛，加干姜、制附片。

实验与临床研究结果：现代药理研究结果表明，适当浓度的赤芍对肝细胞再生、肝功能恢复有良好效果。赤芍水提液、赤芍苷等有抗血小板聚集作用，抑制血栓素B2（TXB2）产生，改善肝脏微循环[8]。赤芍等活血化瘀药可改善结缔组织代谢及微循环，加强单核巨噬细胞系统的吞噬功能[9]。赤芍有类似环磷酰胺的作用，可抑制T细胞的功能，其对体液及细胞免疫有抑制作用[10]。郁金[11]具有保护肝细胞增强肝脏解毒作用、利胆促进胆汁分泌及抗肝纤维化作用。金钱草[11]有利胆作用：一方面促进胆汁分泌，一方面松弛Oddi括约肌，促使胆汁排泄增加。利胆和络方临床研究结果表明：治疗组为利胆和络方联合熊去氧胆酸，对照组为熊去氧胆酸，治疗6个月后，中医证候疗效方面，除黄疸外，治疗组其他中医证候包括胁痛、乏力、皮肤瘙痒、腹胀、纳差、恶心呕吐积分等均优于对照组，采用Wilcoxon秩和检验分析，有统计学差异（$P<0.05$），治疗组中医证候总有效率90%，优于对照组53.33%；生化检查指标方面，两组的AST、ALT、ALP、γ-GT、STB、DB与治疗前相比均有改善，但治疗组优于对照组，经两组相比，采用非参数检验分析，有统计学差异（$P<0.05$）。临床研究提示：利胆和络方联合熊去氧胆酸改善原发性胆汁性肝硬化症状及某些生化指标效果更佳，实验过程中治疗组无一例出现不良反应。因此，本方可能具有利胆、促进胆汁分泌和排泄，保护肝功能，改善肝脏循环，调节免疫的功能。

案例：张某，男，57岁。初诊：2010年7月30日。主诉：右胁部不适时作4年。病史：患者右胁部不适时作4年，在当地医院查甲、乙、丙、戊肝抗体均阴性，但γ-GT升高，ANA抗体谱：抗着丝点抗体（+）、抗Ro-52（+）；AMA 2型（+）。确诊PBC，服用优思弗（熊去氧胆酸胶囊）2年，起初γ-GT大于700U/L，经治疗现大于100U/L而不再下降。刻诊：自觉右胁略有不适，叩击痛，嗳气，胃脘不胀不痛，有时嘈杂感，有时泛酸，大便每日1次，不成形，苔薄白，脉细。2010年7月27日检查：ALT 67U/L，AST 46U/L，γ-GT 161U/L，ALP 130U/L，A/G = 49.8/35.8，DB 3.4μmol/L，TB 22.5μmol/L。2009年B超示：胆壁毛糙。

病机：湿热瘀滞，胆络失和。

治法：清热利胆，化瘀通络。

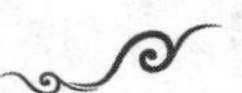

方药：利胆和络方加减。茵陈30g，赤芍30g，郁金10g，金钱草30g，姜黄10g，炒柴胡8g，黄芩15g，垂盆草45g，白术10g，煅乌贼骨15g，砂仁（后下）4g，山栀10g，陈皮10g，甘草6g。

服用上方加优思弗1年，ALT、AST、ALP、γ-GT均转正常。后随访症情一直较稳定。

按：该患者病程较长，久病伤正，久病入络，病性当属本虚标实，虚实夹杂，病机特点为肝脾肾亏虚，湿热瘀滞，胆络失和。患者右胁略有不适，叩击痛，且肝功能异常明显，肝酶和胆道酶均持续居高不下，治宜清热利胆，化瘀通络为主，但考虑到患者嗳气，胃脘不胀不痛，有时嘈杂感，有时泛酸，大便每日1次，不成形，有脾虚、胆胃不和表现，治疗上应兼以疏肝健脾和胃，选用金钱草、黄芩、山栀、茵陈清热化湿，利胆和络；赤芍、姜黄、郁金活血利胆通络；兼以柴胡、砂仁、陈皮疏肝健脾和胃。服用3个月，γ-GT下降，但其后ALT、AST、γ-GT仍有反复，先后予疏肝利胆、清热利湿等治法控制尚可，共服药约1年肝功能恢复正常，优思弗亦减为0.25g，每日两次。后随访2年，患者症情一直较稳定。可见PBC病性虽多以本虚标实、虚实夹杂为主，但有实多虚少、虚多实少之分，治疗当根据患者具体情况具体治疗，方可获良效。

七、消纤痛方

适应病证：纤维肌痛综合征，心神不宁，络脉痹阻证，见身痛不已伴夜寐欠安者。

功效：宁心安神，和络止痛。

组成：炒枣仁30g，玄胡20g，徐长卿30g，汉防己15g，白芍30g，甘草10g。

方义分析：本方重用酸枣仁为君，以其甘酸质润，入心、肝之经，养血补肝，宁心安神，《神农本草经》云："主心腹寒热，邪结气聚，四肢酸疼，湿痹"，《别录》亦云："主烦心不得眠，脐上下痛，血转久泄，虚汗烦渴，补中，益肝气，坚筋骨，助阴气，令人肥健"。臣以防己、徐长卿祛风止痛，防己味苦、辛，性寒，归膀胱、肾、脾经，具有祛风除湿，利水止痛之效，《名医别录》云："味苦，温，无毒。主治水肿，风肿，去膀胱热，伤寒，寒热邪气，中风，手脚挛急，止泄，散痈肿，恶结，诸蜗疥癣，虫疮，通腠理，利九窍"；徐长卿味辛、性温，可祛风活血止痛，《简易草药》云："治跌打损伤，筋骨疼痛"。佐以玄胡活血行气止痛，《纲目》谓之"能行血中气滞，气中血滞，故专治一身上下诸痛，用之中的，妙不可言"，《本草求真》亦云"延胡索，不论是血是气，积而不散者，服此力能通达，以其性温，则于气血能行能畅，味辛则于气血能润能散，所以理一身上下诸痛，往往独行功多"；白芍养血和血，增强养血安神之功，尚可合甘草柔肝缓急止痛。甘草调和诸药，为使药。全方共奏宁心安神，祛风除湿通络止痛之功。

配伍特点

(1) **养血宁心,补中有行:**运用徐长卿、玄胡之辛散,调肝血而疏肝气,与大量酸枣仁、白芍相伍,辛散与酸收并用,补血与行血结合,具有养血调肝之妙。

(2) **蠲痹止痛,攻补兼施:**纤维肌痛综合征,属中医痹病范畴中的"周痹"、"肌痹"、"骨痹",同时其症状还包括有"郁证"、"失眠"等相关表现,与心肝脾功能失调有关,气滞血瘀是本病的最主要病机,故治疗上一方面养心安神,一方面祛风除湿,活血通络止痛。

加减:疼痛不定选加防风、蜈蚣、寻骨风。睡眠差选加合欢皮、远志、龙骨、柏子仁。神经衰弱者加小麦、甘草。上肢痛为主者,选用桂枝、羌活、姜黄。下肢痛为主者,选用独活、牛膝、木瓜。颈项痛为主者,选用葛根、伸筋草、桂枝。腰部痛为主者,选用桑寄生、续断、杜仲。小关节痛为主者,选用土贝母、猫眼草、灵仙。关节疼痛,游走不定,或有寒热表证者,选用荆芥、防风、白芷、藁本、秦艽、海风藤、寻骨风等。关节冷痛,得温痛减,筋脉拘急者,选用桂枝、麻黄、细辛、生姜、附子、川草乌、干姜等。关节酸楚沉重,肢体漫肿者,选用羌活、独活、灵仙、苍术、薏苡仁、晚蚕砂、防己、木瓜等。关节灼热疼痛,肌肤色红,或有身热烦渴者,选用知母、黄柏、黄芩、山栀、生石膏、忍冬藤、生地、丹皮、水牛角片、赤芍等。肢体肿胀局限,麻木重着,皮下结节,药用南星、白芥子、半夏、僵蚕。关节刺痛,僵硬强直畸形,皮肤瘀斑,药用桃仁、红花、全当归、虎杖、鬼箭羽、地鳖虫、牛膝。

实验与临床研究结果:实验研究表明:本方能提高脑内5-HT的含量,改善动物对疼痛刺激的耐受性,提高痛阈,延长因化学物质刺激后出现疼痛的时间和减轻疼痛程度,且有良好的抗炎作用,并可清除机体多余的自由基,保护机体免受氧自由基的侵害。其作用是多途径、多靶点的,既作用于神经内分泌网络,又有直接的镇痛抗炎作用,且安全而无明显毒副作用。现代药理研究结果表明:酸枣仁水溶液可使大鼠慢波睡眠深睡的平均时间明显增加,深睡的发作频率增加,可抑制小鼠自主活动次数和强度,加强戊巴比妥钠或硫喷妥钠的催眠作用;酸枣仁乙酸乙酯和正丁醇提取物腹腔注射可使小鼠活动迟缓,继而伏卧不动、闭眼,对刺激不敏感;酸枣仁总皂苷能减少小鼠自主活动,协同戊巴比妥钠的中枢抑制作用,拮抗苯丙胺的中枢兴奋作用;另外,酸枣仁还可增强小鼠的细胞免疫和体液免疫功能,并对放射性损伤小鼠有一定保护作用[12]。徐长卿的主要成分丹皮酚可显著抑制豚鼠Forssman皮肤血管反应,大鼠主动和被动Arthus型足跖肿胀,还对绵羊红细胞、牛血清蛋白诱导的小鼠迟发型足跖肿胀,对二硝基苯引起的小鼠接触性皮炎均有明显的抑制作用[13];徐长卿的多糖CPB54有较强的促脾细胞和淋巴细胞增殖的作用[14]。此外,丹皮酚对Ⅱ型、Ⅲ型及Ⅳ型变态反应均有显著抑制作用,它并不显著影响特异性抗体的形成，但可选择性地抑制补体经典途径的溶血活性，亦可调节细胞免疫功能[15]。

案例：王某，女，38岁，商场职工。初诊：2002年9月17日。主诉：周身疼痛1年余。病史：患者周身疼痛1年多，曾在某西医院诊为“纤维肌痛综合征”，服用“阿米替林、泼尼松、芬必得”等西药治疗，初期症状一度好转，继服疼痛又较明显。刻诊：周身疼痛，以肩臂、胸背、腿部为着，有多个固定压痛点，疼痛影响生活，头昏，失眠，烦躁焦虑，记忆力减退，纳谷乏味，大便每日1～3次，或干或稀，苔薄微黄，舌有小紫点，脉细。

病机：气血郁滞，风湿痹络，心神失宁。

治法：疏调气血，祛风除湿，宁心安神，和络止痛。

方药：消纤痛方加减。炒枣仁30g，玄胡20g，徐长卿30g，汉防己15g，白芍30g，茯苓15g，茯神30g，甘草6g。

服前方加减，2个月后身痛、失眠均有好转，持续用药半年多，症状基本消失。

按：纤维肌痛综合征（FS）临床表现为肌肉、关节、骨骼多处疼痛僵硬，广泛压痛，睡眠障碍，疲劳压抑等，较严重影响患者身心健康。本病临床并非少见，英国调查数据表明，因痛不能工作的人群中，10.9%是风湿病所致，其中FS约占一半。该患者周身疼痛，头昏，失眠，烦躁焦虑，记忆力减退，病机特点为气血郁滞，风湿痹络，心神失宁，治疗上予疏调气血，祛风除湿，宁心安神，和络止痛。选用酸枣仁宁心安神；防己、徐长卿、玄胡祛风除湿、活血行气止痛，白芍、甘草柔肝缓急止痛。考虑患者除以上主症外，尚有纳谷乏味，大便每日1～3次，或干或稀，为脾失健运所致，故金实教授在原方基础上加茯苓健脾运脾，加茯神一则可以健脾，二则助酸枣仁宁心安神。诸药合用，2个月后患者身痛、失眠均有好转，持续用药半年多，症状基本消失。后经随访3年，患者症情未见明显反复。可见，对纤维肌痛综合征的治疗祛风除湿止痛固然重要，但宁心安神亦不可少，两者缺一不可。

参考文献

[1] 王朴．生地黄的现代药理研究与临床应用[J]．中国中医药现代远程教育，2008，6(8)：986.

[2] 赵爱华，赵希凤等．生梨片蘸生石膏末治疗妊娠恶阻30例临床观察[J]．中国实用乡村医生杂志，2005，12(8)：61.

[3] 应康，王玉珍．丹皮酚对小鼠淋巴细胞转化的影响[J]．包头医学院学报，2001，17(2)：92-93.

[4] 文建军,贾少谦. 车前子的药理研究与临床新用[J]. 中国医药指南,2007,(9):41.

[5] 王豫巍,王永钧. 白芍总苷在自身免疫性疾病中的药理研究与临床应用[J]. 浙江中医药大学学报,2007,31(2):240-241.

[6] 毛小平,陈子瑁,毛晓健,等. 蜈蚣的部分药理研究[J]. 云南中医学院学报,1999,22(3):1-4.

[7] 王爱武,刘娅,雒琪,等. 独活寄生汤抗炎、镇痛作用的药效学研究[J]. 中国实验方剂学杂志,2008,14(12):61-64.

[8] 张永艳,赵文霞. 赤芍防治肝病的作用及机制研究[J]. 陕西中医,2003,24(7):655-656.

[9] 胡梅雪. 活血化瘀法治疗肝纤维化[J]. 中医药学报,1998(2):13.

[10] 黄孔威,傅乃武. 赤芍对免疫功能的影响[J]. 药学通报,1982,17(10):54.

[11] 赵琳. 利胆和络方加减联合熊去氧胆酸治疗原发性胆汁性肝硬化的临床研究[D]. 南京:南京中医药大学,2013.

[12] 张巾英. 酶法提取酸枣仁皂苷研究[D]. 天津:天津商业大学,2008.

[13] 巫冠中,杭秉茜,杭静霞,等. 丹皮酚的抗变态反应作用[J]. 中国药科大学学报,1990,21(2):103.

[14] 王顺春,万积年. 徐长卿多糖 CPB54 的结构及其活性的研究[J]. 药学学报. 2002,35(9):675-678.

[15] 马清钧,王淑玲. 临床实用中药学[M]. 南昌:江西科学技术出版社,2002:284-286.

（何晓瑾　袁　芳）

第二节　内科杂病临床经验方荟萃

一、石膏牡蛎散

适应病证:里热熏蒸、气虚失固而致汗出如水者。

功效:益气固表,清热止汗。

组成:生石膏 30g,黄芩 12g,生黄芪 30g,黄连 5g,炒白术 10g,煅龙牡各 30g,浮小麦 30g,麻黄根 12g,瘪桃干 30g。

加减:湿热交蒸,口黏苔黄腻者,选加茵陈、黄柏,黄芪改 15g。

案例:钱某,女,49 岁,工人。初诊:1984-8-28。主诉:出汗多 3 年。病史:汗多 3 年,曾经中西医多法治疗,观其主要中医诊治多从益气收敛入手,但未见明显效果。临床检查已排除结核、甲亢等病。刻诊:昼日汗多,如水湿衣,就诊时以手帕拭身随即拧出汗水,一日换衣 2~3 次。周身有汗,但以胸颈头部

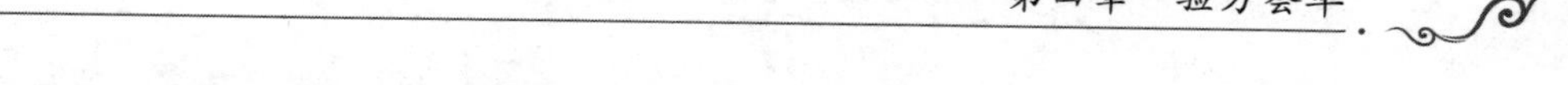

为着，蒸蒸烦热，畏风，身体酸痛，苔薄微黄，脉弦细。

病机：证属阳热蒸腾，气虚失固。

治法：清气泄热，益气固表。

方药：石膏牡蛎散加减。生石膏 30g，黄连 5g，黄芩 12g，茵陈 15g，忍冬藤 15g，黄芪 15g，炒白术 10g，煅龙牡各 30g，麻黄根 10g，浮小麦 30g，瘪桃干 30g。

该患者服药 1 周后，出汗即明显减少。继以原方出入 4 周，出汗已基本正常。1 年后因其他疾病来诊，称出汗已正常 1 年多。

按：方中石膏、黄连、黄芩清气泄热；黄芪、白术补气固表；煅龙骨、煅牡蛎、浮小麦、瘪桃干、麻黄根等固表止汗。本方辨证关键为“烦热、汗多”，故单纯从气虚失固病机入手不宜，重在清热以止汗。临床上汗证病人较多见，且不可一味拘泥于补气固表或重用固涩收敛之品，当辨证施治方可获良效。

二、新加连苏饮

适应病证：食管反流或胃炎糜烂所致胸脘烧灼热辣不适者。

功效：辛开苦泄，清润和中。

组成：苏梗 10g，黄连 6g，麦冬 15g，煅乌贼骨 15g，生甘草 5g。

加减：口苦口臭，苔黄，幽门螺杆菌感染，热象较著者，酌加黄芩、蒲公英、连翘等。胃脘胀闷选加枳壳、陈皮、厚朴等。胃脘疼痛选加白蔻、制香附、玄胡等。食管反流明显选加法夏、陈皮、竹茹等。

案例：董某，女，30 岁。初诊：2011 年 9 月 8 日。主诉：胃脘不适 2 年余。刻诊：胃脘胀闷，上腹隐痛，饭后明显，泛酸，胸脘烧灼感，伴恶心欲呕，痰多，大便 2～3 日 1 行，苔黄腻，舌红，脉细弦。检查：胃镜示：中度浅表性胃炎，伴肠上皮化生，HP(+)。一直服用苦寒清热之品，效果不显，近期胃纳转差。

病机：湿热困中，气郁阴伤。

治法：辛开苦泄，清润和中。

方药：新加连苏饮加减。苏梗 10g，麦冬 15g，黄连 6g，煅乌贼骨 15g，生甘草 5g，姜半夏 10g，陈皮 10g，厚朴 10g，枳壳 10g，黄芩 15g，大贝 10g，砂仁(后下)4g。

患者服药 1 周后胃脘烧灼感消失，半月后胀痛、恶心亦明显减轻，继以该方加减调理巩固疗效。

按：方中苏梗、姜半夏、黄连、黄芩辛开苦泄，麦冬养阴润胃，煅乌贼骨制酸止痛。考虑患者恶心欲吐、痰多，为湿热困阻脾阳，加陈皮、枳壳、厚朴、砂仁燥湿健脾，理气和胃；因患者胃镜示中度浅表性胃炎伴肠上皮化生，结合现代药理研究，大贝母有化痰软坚以消肠化生的作用，故用之。经过上述治疗，患者症情明显减轻。可见临床治疗胃痛、胃痞病湿热中阻证，单纯用苦寒清热剂，不仅不能从根本上解决患者的病痛，还会日久苦寒败胃致食欲不振，苦寒化燥伤阴，病理性质由实转虚，病情缠绵难愈。故金实教授配以苏梗、姜半夏以辛温除寒，和胃止呕，制黄连、黄芩苦寒之性，可谓辛开苦降，相得益彰。

三、久咳方

适应病证：外感病后期肺阴耗伤，干咳不已者。

功效：滋阴清热，润肺止咳。

组成：百部15g，天麦冬各20g，南北沙参各20g，麻黄10g，紫菀10g，杏仁10g，蚤休15g，黄芩30g，象贝母10g，枳壳10g，甘草6g。

加减：咽痛者选加射干、马勃、银花、连翘等。咽痒不适，风邪留恋者选加蝉蜕、防风、荆芥等。咳甚者选加蜈蚣、蝉蜕、罂粟壳、川贝母等。内热甚或伴黄脓痰者选加鱼腥草、银花、连翘等。口干、痰少难咳者选加天花粉、桔梗等。

案例：金某，女，61岁，南京某金属材料供应站职工。初诊：2009年8月10日。病史：患者因子宫内膜癌而进行放化疗后，出现咽喉不适、闷咳气急两个多月，迭经西药抗感染治疗未见缓解，至今仍干咳，气急。

病机：肺阴耗伤，虚热内灼，肺失润降。

治法：滋阴清热，润肺止咳。

方药：久咳方加减。百部15g，天麦冬各15g，南北沙参各15g，桔梗10g，象贝母10g，射干10g，炙麻黄10g，黄芩30g，鱼腥草30g，连翘20g，生地30g，甘草6g。

服用14剂后患者咳嗽症状渐有改善，继用本方加减两周，咳嗽得以平息。

按：该患者因子宫内膜癌经放化疗后耗气伤阴，肺阴亏虚，且内生虚热，虚热再次灼伤肺阴，肺失润降。治宜滋阴清热，润肺止咳。方中天麦冬、南北沙参、生地滋养肺阴；桔梗、象贝母化痰止咳；射干、黄芩、鱼腥草、连翘清肺泄热；炙麻黄宣肺平喘；百部润肺止咳；甘草甘缓和中。其中黄芩、连翘等药用量较大，乃是考虑到患者迭经西药抗感染治疗无效，故加大用量以增强药效。现代药理研究表明：天冬、麦冬、射干、黄芩、鱼腥草、连翘等药，对多种病菌有抗菌作用。经过上述治疗，患者咳嗽得以平息。可见，对于咳嗽的治疗，不可拘泥于清肺泻热，当辨证施治，肺阴不足者滋阴，风邪未尽者祛风散邪，寒饮伏肺者温化痰饮等，方可获良效。

四、小儿风热感冒方

适应病证：风热感冒见发热恶风者。

功效：疏风解毒退热。

组成：银花15g，连翘15g，荆芥20g，薄荷4g，芦根15g，板蓝根15g，甘草

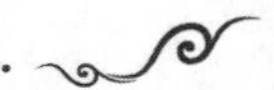

3g（此为四岁剂量，年龄不同随之加减，成人亦可使用）。

加减：咽痛者选加牛蒡子、桔梗、马勃、山豆根。咳嗽重者选加前胡、白前、桔梗。伴有感染者选加黄芩、鱼腥草。

案例：李某，女，3岁半，本校教师子女。初诊：1994-3-21。病史：患者体弱，易患感冒，三日前又发热咽痛，经西医儿科解热镇痛、抗感染治疗两天发热不退。刻诊：发热（T：39.3℃），恶风，微咳咽痛，鼻流脓涕，苔薄微黄，舌尖红，脉浮数。

病机：风热外袭，肺卫失和。

治法：疏散风热，解毒退热。

方药：小儿风热感冒方加减。银花12g，连翘12g，荆芥25g，薄荷（后下）4g，前胡5g，板蓝根15g，芦根15g，黄芩8g，甘草3g。

药后患者微微出汗，热度逐渐消退，余症也逐渐缓解，仅服药两剂感冒告愈。

按：患儿之父为本校西医教师，据诉患儿体质较差，一年多次感冒发烧，用西药往往持续一周多才缓解，改用中药后，一般1天左右即能退烧，二至三天即愈，如此数年，屡试不爽。方中银花、连翘、板蓝根、薄荷、黄芩清热解毒利咽，疏散风热；前胡宣肺止咳；芦根清热生津；荆芥疏表作用温和持久，用量虽偏大，但无一例出现大汗不止，未发现明显副作用。可见，对于感冒发热患者的治疗，尤其是孩童，中医谓之"脏器娇嫩"，不可一味选用抗生素、解热镇痛药物，且不说它们的诸多副作用，因感冒多为病毒感染而致，中药抗病毒有效且副作用小是不争的事实。

五、术芍地姜汤

适应病证：肠易激综合征寒热错杂、肝脾不调证见腹痛腹泻者。

功效：疏肝健脾，和中止泻。

组成：白术10g，白芍30g，地锦草15g，炮姜8g，芡实30g，陈皮10g，黄连6g，甘草6g。

加减：腹痛甚选加广木香、玄胡。湿热盛者，去地锦草，选加秦皮、马齿苋等。

案例：倪某，女，38岁，商业职工。初诊：1997-11-6。病史：患者于10年前患菌痢，经治痢疾已愈，多次大便培养阴性，但腹痛腹泻时作。刻诊：下腹时痛畏寒，痛则欲泻，泻后痛减，大便每日3～4次，夹黏液泡沫，气味重，恶心纳少，肢软乏力，舌苔微黄而腻，舌淡红有紫气，脉细弦。检查：钡餐X线透视：下段小肠及下段结肠功能亢进，结肠多段痉挛征象。

病机：证属湿热稽留，肝脾失调，正虚邪实，寒热错杂。

治法：健脾调肝，和中清化。

方药：术芍地姜汤加减。炒白术10g，白芍30g，地锦草30g，炮姜8g，黄连6g，陈皮10g，玄胡10g，广木香10g，芡实30g，炒苡仁20g，滑石（包煎）12g，甘草5g。

服药1剂，腹痛腹泻缓解，原方出入巩固，观察1年，未再发作。

按：该患者下腹时痛，痛则欲泻，泻后痛减，为肝脾不调所致；下腹畏寒，大便气味重，乃因寒热错杂；故本案病机为肝脾不调，寒热错杂。《内经》曰："木位之主，其泻以酸"，"肝欲散，急食辛以散之，酸泻之"，"肝苦急，急食甘以缓之"，"脾欲缓，急食甘以缓之，用苦泻之，甘补之"。金实教授认为治疗本病应采用辛散、酸柔，甘缓、苦泻合法，方中以白术、芡实、炮姜健脾温中为君，白芍、陈皮柔肝缓急，行气止痛为臣，地锦草、黄连清化湿热，玄胡、木香行气止痛为佐，甘草调和诸药为使。肝脾同治、寒温并用、标本兼顾，方药与病证相合，故能在临床上取得满意疗效。术芍地姜汤治疗肠易激综合征临床观察86例，总有效率达到92.0%。通过模型小鼠小肠中墨汁的推进速度的实验研究表明该方既可显著增快肠抑制模型小鼠小肠中墨汁的推进速度，又可显著减慢肠亢进模型小鼠小肠中墨汁的推进速度，提示其对肠蠕动有双向调节作用；家兔离体实验研究还显示该方能抑制回肠平滑肌的自发活动，对抗乙酰胆碱所致的肠功能亢进。可见，临床和实验研究均证实该方对肠易激综合征有明显治疗作用。

六、加减健脾方

适应病证：脾虚胃弱，运化失健，见腹胀、泄泻、纳少、乏力等症者。

功效：健脾益胃，和中化湿。

组成：炒党参12g，炒白术10g，茯苓10g，砂仁（后下）4g，陈皮10g，焦楂曲各15g，炒谷麦芽各15g，黄连5g，广木香10g，炙甘草5g。

加减：腹泻轻者选加芡实、车前子。腹泻稍重者可选加诃子、石榴皮。腹泻重者用赤石脂。

案例：刘某，女，57岁，南京市人。初诊：2010-7-19。病史：有"慢性浅表萎缩性胃炎伴肠上皮化生"病史，经治胃痛未作，仍有胃脘胀闷，稍有饮食不当则易腹泻，大便日行7次，先成形后散软，苔薄根黄腻，脉细。

病机：脾虚气滞，运化失健。

治法：健脾和中，化湿清热。

方药：健脾方加减。太子参12g，炒白术10g，茯苓12g，砂仁（后下）4g，广木香10g，法半夏10g，陈皮10g，焦楂曲各15g，芡实30g，黄连6g，枳壳10g，鸡内金12g，蒲公英15g，白花蛇舌草20g，佛手10g，甘草5g。

此方加减治疗三个多月，腹胀逐步减轻，腹泻由日行7次逐减为日行1次。

2011年5月14日复查胃镜:萎缩性胃炎伴肠上皮化生已消失,HP(-),仅有轻度慢性浅表性胃炎。

按:该患者胃脘胀闷,稍有饮食不当则易腹泻,且大便次数多。金实教授认为此案证属脾虚气滞,运化失健,治宜健脾和中,化湿清热。本方中太子参、白术健脾益气,砂仁、陈皮、木香、佛手、枳壳行气运脾,气运则脾健;山楂酸温收缩之性,能消油腻腥膻之食,神曲辛温蒸窖之物,能消酒食陈腐之积,鸡内金善消各种食物积滞,故以三药助之使化;茯苓、芡实健脾渗湿止泻;黄连苦寒,清肠中湿热,合木香,一阴一阳、一寒一热,有相济之妙,厚胃涩肠止泻之功;加白花蛇舌草清热解毒治肠化。经过上述治疗,患者腹胀、腹泻症状明显减轻,复查胃镜已由萎缩性胃炎伴肠上皮化生转为轻度慢性浅表性胃炎。

七、萎胃方

适应病证:慢性萎缩性胃炎伴肠上皮化生或增生之中虚邪留证。

功效:补气健脾,和中解毒。

组成:太子参12g,白术10g,苏梗10g,陈皮10g,制香附10g,砂仁(后下)4g,蜀羊泉15g,黄连6g,八月札12g,连翘12g,白花蛇舌草30g,甘草5g。

加减:气滞腹胀明显,选加枳壳、厚朴、青皮等。胃痛明显,选加白芍、白蔻、玄胡、徐长卿等。热毒盛,酌加蒲公英、黄芩、菝葜、银花等。瘀血证明显,选加三七、仙鹤草、丹参等。阴伤选加麦冬、石斛。胃寒选加干姜、吴萸。

案例:何某,男,49岁,南京市人。初诊:2010-3-18。主诉:胃脘部不适间作十余年。刻诊:胃脘隐痛,胀闷,嗳气,嘈杂,泛酸,胃纳一般。苔薄微黄腻,舌黯红,少许齿印,脉细弦。检查:2009-7-20胃镜:(球部)重度浅表性十二指肠炎伴坏死;(窦部)轻度萎缩性胃炎伴肠上皮化生及坏死组织,局部溃疡;(胃体)轻度萎缩性胃炎伴肠上皮化生及淋巴组织增生,活动性。HP(+++)。胆汁反流。

病机:气滞郁热,肝胃失和,正气受损。

治法:补气健脾,疏肝和胃,清热解毒。

方药:萎胃方加减。白术10g,苏梗10g,陈皮10g,制香附10g,枳壳10g,法半夏10g,白及10g,砂仁(后下)4g,黄连6g,吴茱萸3g,煅乌贼骨15g,白芍15g,蒲公英20g,生甘草5g。

每日1剂,水煎2次,早晚分服。药后患者胃脘胀闷,泛酸,嘈杂,嗳气明显缓解,仍有时胃脘隐痛,此为邪实渐去,虚象毕露,去白及、吴茱萸,加入太子参、白花蛇舌草等药。经过五个月的随证加减治疗,患者症状逐渐缓解,萎缩性胃炎伴肠上皮化生及坏死、局部溃疡、胆汁反流均已消失,于2010年8月27日复查胃镜:食管息肉(已夹除),慢性浅表性胃炎。HP(-)。病情稳定。

按：金实教授分析近年来有关文献报道，结合多年临床经验，认为慢性萎缩性胃炎以脾胃虚弱为基本病机，胃虚郁热证最为多见，养胃清热为治疗大法，创立萎胃方治疗收到良好效果。临床治疗当区别邪正虚实，分辨轻重缓急。如该患者胃脘隐痛，胀闷，嗳气，嘈杂，泛酸，病性属实，加以白术、苏梗、陈皮、香附、枳壳、法半夏、砂仁、蒲公英等行气和中、化湿清热为主，配合黄连、吴茱萸、煅乌贼骨降逆止呕制酸，待症状减缓，邪实渐去，去白及、吴茱萸活血疏肝降逆之品，逐渐加入太子参、白花蛇舌草等扶正养胃解毒之品。此病属慢性病变，短期较难治愈，用药如过于刚燥，则易耗气伤阴；过于苦寒，则易损脾伤胃；过于滋补，则易壅滞碍胃，助邪资寇。金实教授用药，行气常选佛手、陈皮、香附、香橼皮、白蔻仁、绿萼梅等芳香之品；活血常选丹参、仙鹤草、三七、延胡索等活血和络之类；清热善用黄芩、蒲公英、白花蛇舌草、八月札、金银花、连翘等，而黄连、秦皮、大黄等苦寒药物则间歇、轮换、小量使用，以免伤正；化湿常用藿香、砂仁壳、白豆蔻、薏苡仁、半夏、陈皮；唯舌苔厚腻，湿浊重方可用草豆蔻、苍术、草果等浓烈之品；养胃扶正善用沙参、麦冬、石斛、玉竹、天花粉养阴，太子参、黄芪、白术、芡实、山药益气。金实教授认为慢性萎缩性胃炎以寒邪为主者较少，如欲温中祛寒，可选干姜、高良姜、砂仁、附子、吴茱萸等少少用之，不可过剂。

八、龙柴方

适应病证：慢性病毒性肝炎之肝脾失调，热毒内蕴证。

功效：疏肝运脾，清化邪毒。

组成：龙葵 15g，柴胡 8g，黄芩 15g，半夏 10g，白花蛇舌草 30g，郁金 10g，垂盆草 40g，甘草 6g。

加减：湿热黄疸者选加茵陈、栀子、大黄、田基黄、金钱草、虎杖、车前草等。寒湿黄疸者酌加茵陈、白术、附子、桂枝、干姜等。夹瘀者选加丹参、郁金、赤芍、姜黄、三七等。湿象重，苔白厚腻者选加藿香、草蔻、苍术、厚朴、陈皮等。病毒量高者酌加板兰根、叶下珠、山栀、土茯苓、平地木等。ALT 高者选加鸡骨草、夏枯草、蒲公英、五味子、连翘等。气滞甚者选加青皮、陈皮、枳壳、香附、苏梗、佛手、砂仁、白蔻、木香等。肝硬化者可酌加莪术、三棱、鸡内金、鳖甲、丹参、三七等。纳差者选加神曲、山楂、谷芽、麦芽、鸡内金等。肝肾阴虚者选加枸杞、女贞子、旱莲草、天冬、麦冬、生地等。阴虚腹水者选加泽兰、泽泻、楮实子、路路通、黑料豆等。有出血倾向者选加茜草、白茅根、旱莲草、侧柏叶、仙鹤草、三七等。脂肪肝者选加泽泻、白术、决明子、制首乌、虎杖、荷叶、三七等。

案例：张某，女，12 岁，学生。初诊：1996-7-8。病史：体检发现 HBsAg 阳性多年，其母系慢性乙型肝炎患者。刻诊：时有倦怠乏力，食欲尚可，大便软溏，小便微黄，舌质红，苔薄白，脉细。检查：AST 197U/L，ALT 273U/L，A/G =

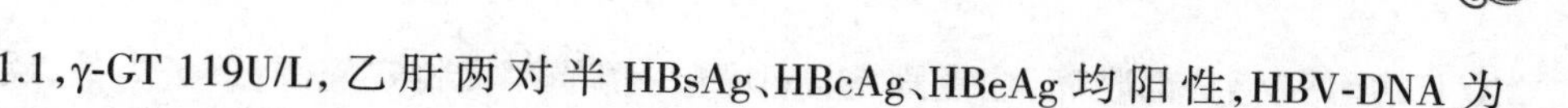

1.1，γ-GT 119U/L，乙肝两对半HBsAg、HBcAg、HBeAg均阳性，HBV-DNA为3.6×10^7IU/ml。

病机：湿热邪毒蕴结血分，肝脾失于疏调。

治法：凉血解毒，疏肝运脾。

方药：龙柴方加减。龙葵10g，炒柴胡6g，白花蛇舌草25g，女贞子12g，黄芩6g，法半夏8g，丹皮10g，茜草10g，山栀10g，垂盆草25g，连翘12g，甘草5g。

1996年8月23日二诊：患者加减服药五十余剂，复查肝功能：AST 15U/L，ALT 24U/L，A/G = 1.2，γ-GT 50U/L，病毒指标HBeAg转阴，HBeAb转阳。已见效机，原方加土茯苓30g继服。

上方随证加减服用两月余，复查肝功能各项指标正常，A/G为1.8，HBV-DNA转阴，乙肝两对半仅HBsAg阳性。遂嘱本方隔日服1剂，患儿病情一直稳定至今，多次检查除HBsAg低滴度时阴时阳外，HBcAb、HBeAg、HBV-DNA及肝功能指标均为阴性。

按：乙型肝炎是感染某种疫毒之气而致。疫毒之邪内蕴血分，痼结不去，是本病的根本原因。“疫气”有偏湿、偏热之别，湿、热、瘀、毒为本病致病因素。治疗主要以清、疏、化、运、补为法。清，即清热解毒、清肝泻火、清热燥湿、清热凉血；疏，即疏肝解郁、疏肝利胆；化，有化湿、化瘀、化毒；运，即健脾助运；补，补脾胃之气血，滋肝肾之阴液。病情活动期以“清、疏、化”治疗为主，该患者肝酶较高，病毒处于高度活动期，方中选用龙葵、白花蛇舌草、丹皮、山栀、垂盆草、连翘清热泻火解毒；柴胡疏肝解郁；半夏、茜草化湿、化瘀；稍加女贞子滋肝肾之阴。经上述治疗后，患者肝功能各项指标正常，HBV-DNA转阴。目前西医治疗乙型病毒性肝炎无非抗病毒药，但抗病毒药副作用大，且易反复。现代药理学研究结果表明，本方中龙葵、垂盆草有抗病毒之效，可见，龙柴方治疗病毒性肝炎乃辨证与辨病相结合。

九、活血定痛方

适应病证：血管神经性头痛之窍络失和证。

功效：活血和络，息风止痛。

组成：泽兰10g，川芎10g，炮山甲10g，当归10g，菊花10g，白芷12g，天麻12g，黄芩12g，蔓荆子12g，白蒺藜15g，甘草5g。

加减：肝阳上亢选加钩藤、山栀、石决明。头痛甚选加玄胡、蜈蚣、防风。受寒头痛选加细辛、藁本、川草乌。

案例：冯某，女，42岁，会计。初诊：1992-9-17。病史：患者头胀痛反复发作14年，每年发作约3～5次，每次疼痛数日至两月余不等，发作前无明显诱因，亦无先兆症状。曾经当地医院神经科诊为“血管神经性头痛”。刻诊：近

10日患者又感头部胀痛，痛点固定，局限于一侧眉稍攒竹穴周围，下午为甚，反复发作，饮食尚可，二便调，苔薄微黄，脉细弦。患者头痛曾住院治疗，先后服用多种中西药物，效果欠佳。

病机：风阳上亢，瘀血阻滞，窍络失和。

治法：活血平肝，通络止痛。

方药：活血定痛汤加减。泽兰10g，川芎10g，炮山甲10g，当归10g，菊花10g，白芷12g，天麻12g，蔓荆子12g，白蒺藜15g，细辛3g，防风15g，黄芩12g，蜈蚣3条，甘草5g。

两剂药后，患者头痛逐渐缓解，发胀减轻，续服中药12天后，症状基本消失，多年陈旧反复顽固性头痛，即以告愈。1年后头痛又发，再以原方2剂，症状消失，随诊多年未发。

按：该患者头胀痛反复发作14年，病程较长，久病伤正，久病入络，故病性当属本虚标实，虚实夹杂，病机特点风阳上亢，瘀血阻滞，窍络失和，治宜活血平肝，通络止痛。本方中的泽兰、炮山甲、川芎、当归活血化瘀，通络止痛；"高巅之上，微风可到"，用防风、白芷、蔓荆子、细辛祛风止痛；天麻、白蒺藜、菊花、黄芩平肝息风，清热除烦定痛；蜈蚣搜剔经络中风，和络止痛。经上述治疗，头胀痛症状基本消失。后随访多年，患者症情未发。患者头痛曾住院治疗，先后服用多种中西药物，效果欠佳。西医认为血管神经性头痛为血管舒缩障碍，血流改变所致，治疗上唯有改善血液循环，治标不治本；而中医只拘泥于平肝潜阳或活血化瘀，总是差强人意。所以，对于顽固性头痛，久病入络，应平肝潜阳与活血化瘀相结合，才能相得益彰。

十、扶正治厥方

适应病证：术后倾倒综合征。

功效：扶正宁心，和中治厥。

组成：太子参15g，麦冬15g，五味子8g，白术10g，龙骨30g，牡蛎30g，白蔻5g，陈皮10g，制香附10g，三七（杵）3g，苏梗10g，甘草5g。

加减：畏寒肢冷舌淡者，选加黄芪、制附片、干姜。腹痛明显选加白芍、玄胡。腹胀明显，选加枳壳、乌药、厚朴。心慌寐差，选加炒枣仁、茯神。泛酸者加煅乌贼骨。

案例：邢某，女，54岁，南京电信电缆厂有限公司职工。初诊：2010-3-8。病史：胃间质瘤，2009年3月大部分切除，术后一年，常发昏厥。刻诊：稍有劳累，即发生头昏心慌倾倒，2～4天发作一次，纳少，手足冷，食后胃胀，泛酸，口干，苔薄黄，脉细弦。

病机：气阴两虚，心神不宁，阴阳气不相顺接。

治法：扶正宁心，和中治厥。

方药：扶正治厥方加减。太子参12g，麦冬10g，五味子6g，白术10g，陈皮10g，白豆蔻（后下）5g，煅乌贼骨15g，黄连5g，法半夏10g，苏梗10g，制香附10g，煅龙骨（先煎）30g，煅牡蛎（先煎）30g，甘草6g。

患者反复厥仆1年，2～4天发作一次，自服药后，厥仆即停止发作，随证加减调理，随访至今已一年半，厥仆未再发作。

按：倾倒综合征系指胃切除术后（以BillrothⅡ式胃大部切除术后最常见），因胃排空过速，餐后出现胃肠道和血管舒缩障碍的一组症候群，西医无特殊疗法，主要是通过饮食调节，药物拮抗等缓解症状。中医典籍中无此病名记载，但依据患者症状表现，可将其归于“厥证”范畴，病机为体虚劳倦，中气不足，胃肠失和，气机逆乱，升降乖戾，阴阳气不相顺接，治宜扶正治厥。扶正治厥方以生脉散加白术益气养阴治本；陈皮、香附、白豆蔻、苏梗疏肝和中治标；“心为君主之官”、“主明则下安”，煅龙骨、煅牡蛎宁心安神，药证相合，收效甚速。现代药理研究结果表明生脉散具有抗休克、强心、改善微循环障碍、抗应激的作用；龙骨、牡蛎具有镇静、抗惊厥，降低血管壁通透性及抑制骨骼肌兴奋作用；香附有降低肠管紧张性和拮抗乙酰胆碱的作用；苏梗、白蔻可调节胃液分泌及胃肠蠕动。可见，扶正治厥方治疗术后倾倒综合征确有疗效。

十一、面瘫方

适应病证：周围性面神经瘫痪之风痰阻络证。

功效：祛风化痰和络。

组成：羌活10g，防风15g，细辛3g，胆南星10g，川芎10g，僵蚕10g，全蝎6g，白附子10g，甘草6g。

加减：舌红阴伤选加黄芩、生地，去细辛。面瘫日久不愈，无阳热之证者，选加黄芪、桃仁、红花。

案例：邓某，女，48岁，四川城镇居民。初诊：1972-4-16。刻诊：患者2天前，晨起刷牙时突然发现口眼㖞斜，眼睑闭合困难，舌苔薄白，脉细。随即进行针灸治疗2天，未见明显改善，遂来求服中药。血压、心脏未发现异常，属周围性面瘫。

病机：证属风寒外袭，痰阻经络。

治法：祛风散寒，化痰和络。

方药：面瘫方加减。羌活10g，防风15g，细辛3g，胆星10g，川芎10g，僵蚕10g，全蝎6g，白附子10g，白芷10g，甘草6g。

药后2天，患者笑逐颜开地来院报喜，诉面瘫已恢复正常。本面瘫方救人甚多，在当地曾广为传抄。

按：特发性面神经麻痹又称Bell麻痹，是茎乳孔内面神经非特异性炎症导致的周围性面瘫。本病常因病毒感染或自主神经功能不稳等因素引起局部神经血管痉挛，导致面神经缺血、水肿、脱髓鞘，严重者出现轴索变性。西医治疗以改善局部血循环，减轻局部水肿，缓解神经受压，促进功能恢复，促进神经髓鞘恢复等。本病属中医学“面瘫、口僻”范畴，俗称“吊线风”。面神经炎风寒证居多，如风热阴伤，可去燥热之品，加黄芩、生地滋阴清热。面瘫方设方甚为精妙，方中羌活辛苦温，祛风寒、利关节、止痹痛，防风辛甘性温，长于祛风除湿、散寒止痛，为风药中之润剂，羌活、防风合用可加强散风祛邪之力；细辛、白芷、川芎散寒祛风宣痹；全蝎、白附子、僵蚕、胆星祛风化痰。诸药合用共奏祛风散寒，化痰通络之功。

十二、养肝降酶方

适应病证：肝脾不足，AST 升高明显大于 ALT 者。

功效：调养肝脾，解毒降酶。

组成：女贞子 15g，枸杞 12g，麦冬 15g，白术 10g，连翘 15g，甘草 6g。

加减：ALT亦升高，选加垂盆草、夏枯草。气虚乏力舌淡，酌加太子参、黄芪。

案例：高某，女，47 岁，干部，住无锡市崇安区。初诊：2011-07-13。病史：慢性乙型肝炎六年，服用抗病毒药及保肝中西药物，HBV-DNA 已转阴一年多，肝功能 ALT 大致正常，AST 长期在 100U/L 左右不降。刻诊：略有乏力，口干，余无明显不适，苔薄微黄，舌偏红，脉细弦。2011-07-09 检查：ALT 46U/L，AST 98U/L，A/G = 1.4，γ-GT 52U/L。

病机：湿热疫毒留恋，日久肝脾受损。

治法：调养肝脾，解毒降酶。

方药：养肝降酶方加减。女贞子 15g，枸杞 12g，麦冬 15g，白术 10g，连翘 15g，炒柴胡 8g，黄芩 15g，陈皮 10g，垂盆草 30g，平地木 20g，叶下珠 30g，甘草 6g。

按上方加减治疗 1 个月，患者症状好转，8 月 16 日复查肝功：ALT 36U/L，AST 42U/L。前方出入半年，AST 一直在 40U/L 以下。

按：该患者病程较长，服用抗病毒药及保肝中西药物，HBV-DNA 已转阴 1 年，肝功能 ALT 大致正常，AST 长期不降，病机特点为湿热疫毒留恋，日久肝脾受损，治以调养肝脾，解毒降酶。方中女贞子、枸杞、麦冬养阴生津，调养肝脾；白术、陈皮健脾和胃；炒柴胡疏肝解郁；连翘、黄芩清解郁热；垂盆草、平地木、叶下珠清热利湿，且具有抗病毒之效。经上述治疗，患者 AST 一直在 40U/L以下。患者长期服用抗病毒药，副作用大，抗病毒的同时耗损肝脾阴分，可见，在抗病毒药使用的同时，配合养肝降酶汤调养肝脾，能起到减毒增效之功。

（金　实　何晓瑾　蒋秋琴）